Cosima Bellersen Quirini

Haus-mittel

für die ganze Familie

Ulmer

Basics

Für die gesamte Familie

Für jeden Einzelnen

Service

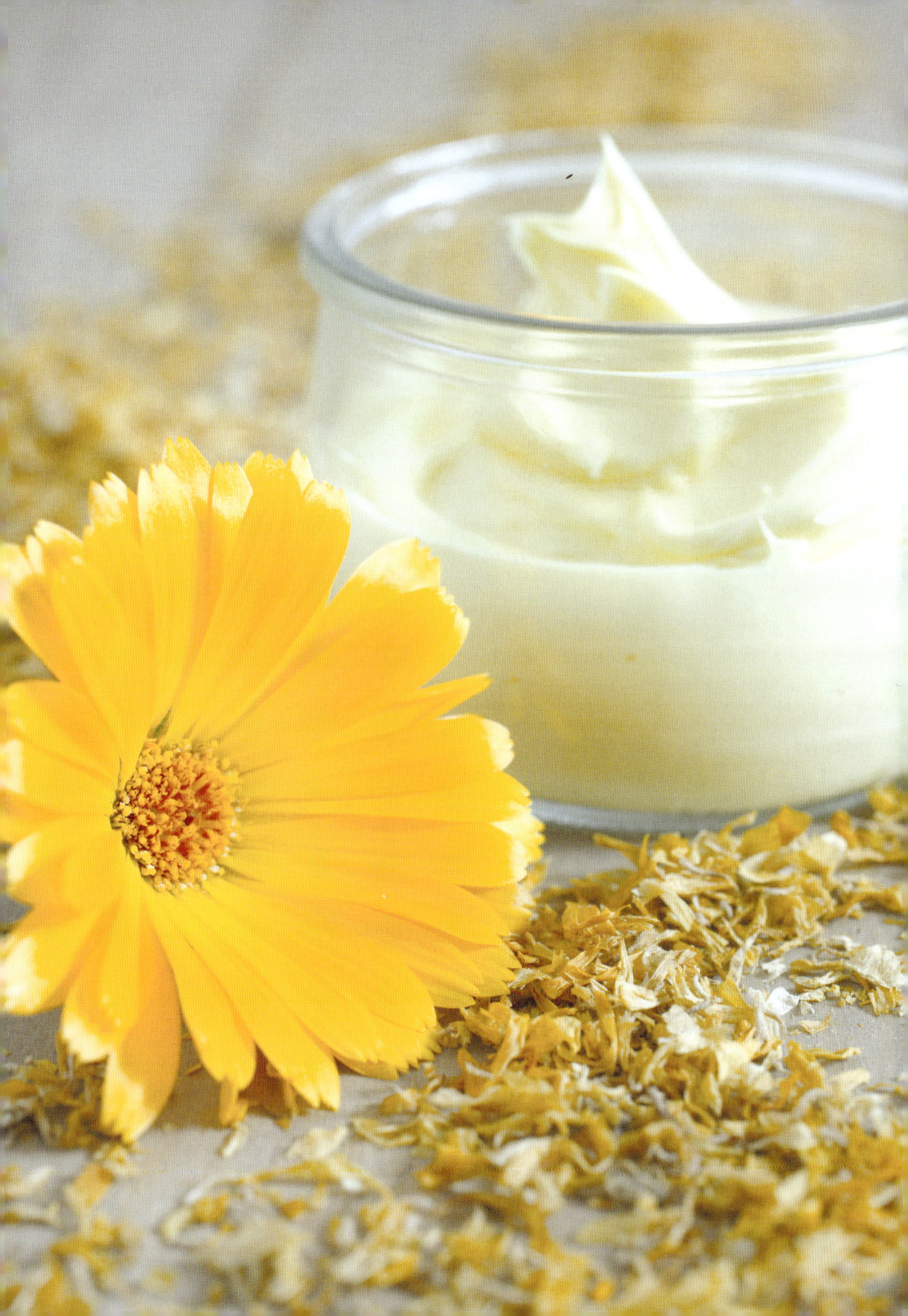

Einfach, bewährt und erprobt

Wusssten Sie, dass im Saft der Weidenrinde ähnliche Stoffe enthalten sind wie in einer Aspirintablette? Kennen Sie Zwiebel als „Zugsalbe“ bei Insektenstichen oder Butterschmalz als Heilstoff bei Augenlidentzündungen?
Diese und viele weitere Anwendungen, die wir kaum noch im Alltag kennen, sind jedoch seit Jahrhunderten oder sogar Jahrtausenden als bewährt und erprobt getestet.

Die Möglichkeiten, so kann man sagen, sind schier unbegrenzt. Jeder muss nur für sich herausfinden, welches seine passenden persönlichen Heilmittel sein können.

Natürlich hat diese natürliche Behandlung klare Grenzen und wird der Leserin und dem Leser künftig nicht jeden Gang zum Arzt ersparen, aber sie schafft möglicherweise bei einfachen Leiden Erleichterung. Die Behandlung von schweren Krankheitsverläufen oder gar lebensbedrohlichen Zuständen wie zum Beispiel sehr hohem Fieber, Tage anhaltendem Erbrechen oder Durchfällen sowie starken allergischen Reaktionen,

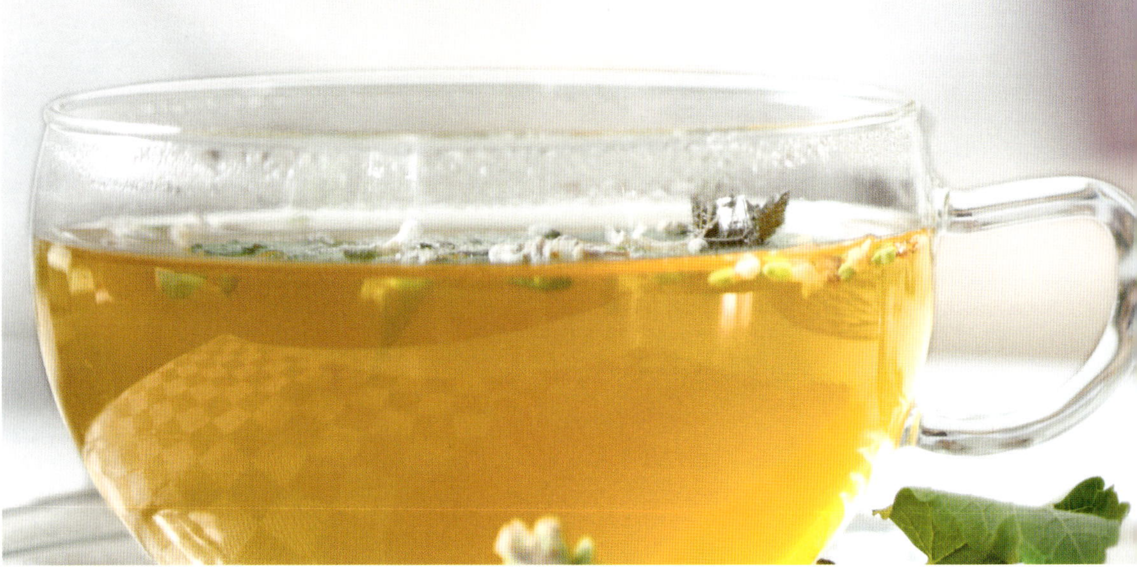

gehört alsbald in die Hände eines Arztes, der mit modernsten, schnell und hoch wirksamen Therapien weiterhelfen kann. Möglich ist aber eine komplementäre (ergänzende) Behandlung.

Nicht immer muss gleich die „chemische Keule“ zuschlagen. Bei leichteren und vorübergehenden Erkrankungen ist die gute alte, im Volksmund oft als Hausmedizin bezeichnete Heilkunde noch immer von großem Nutzen. Ein Innehalten und in sich Hineinhorchen ist dabei ebenso hilfreich. Im vorliegenden Band finden Sie dieses alte Wissen, früher von Generation zu Generation weitergegeben, gesammelt, mit neueren Erkenntnissen ergänzt und damit für eine häusliche Behandlung alltagstauglich dargestellt. Auf dass es in der heutigen modernen Zeit aus dem Dornröschenschlaf erwache.

Cosima Bellersen Quirini

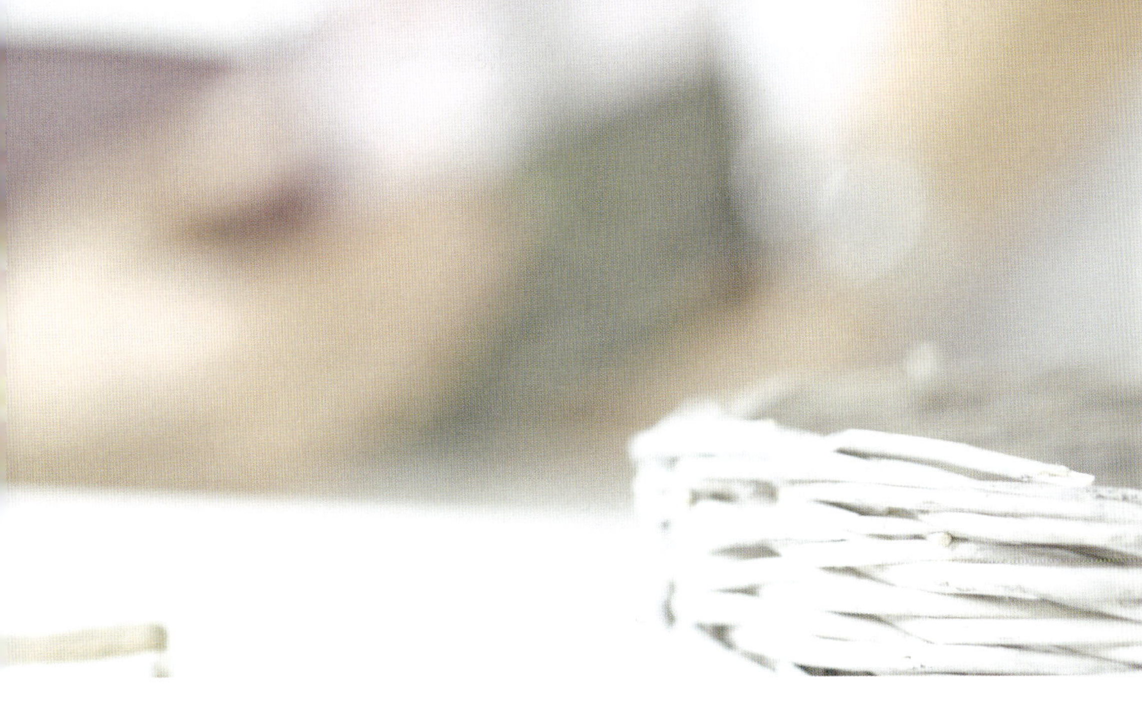

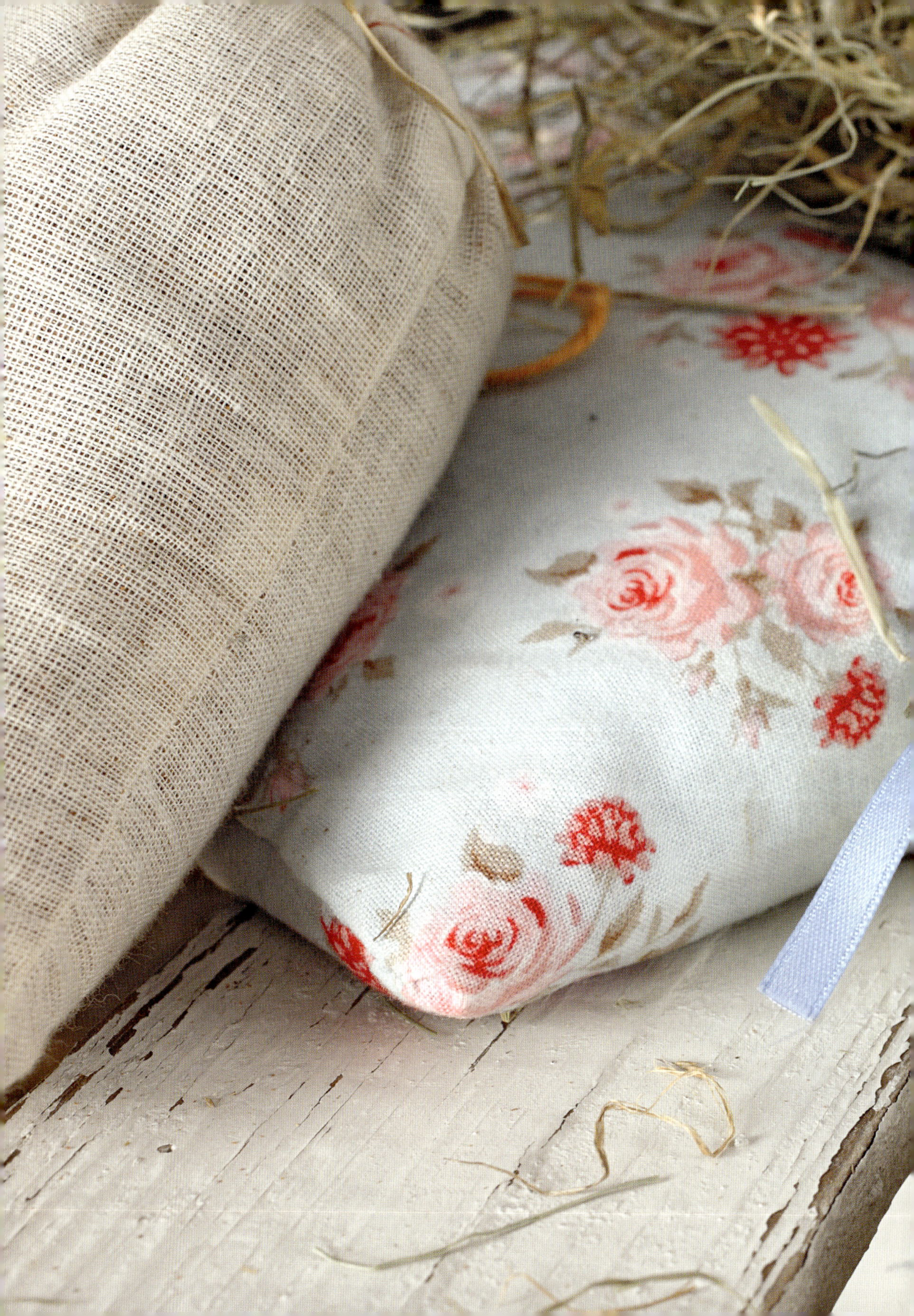

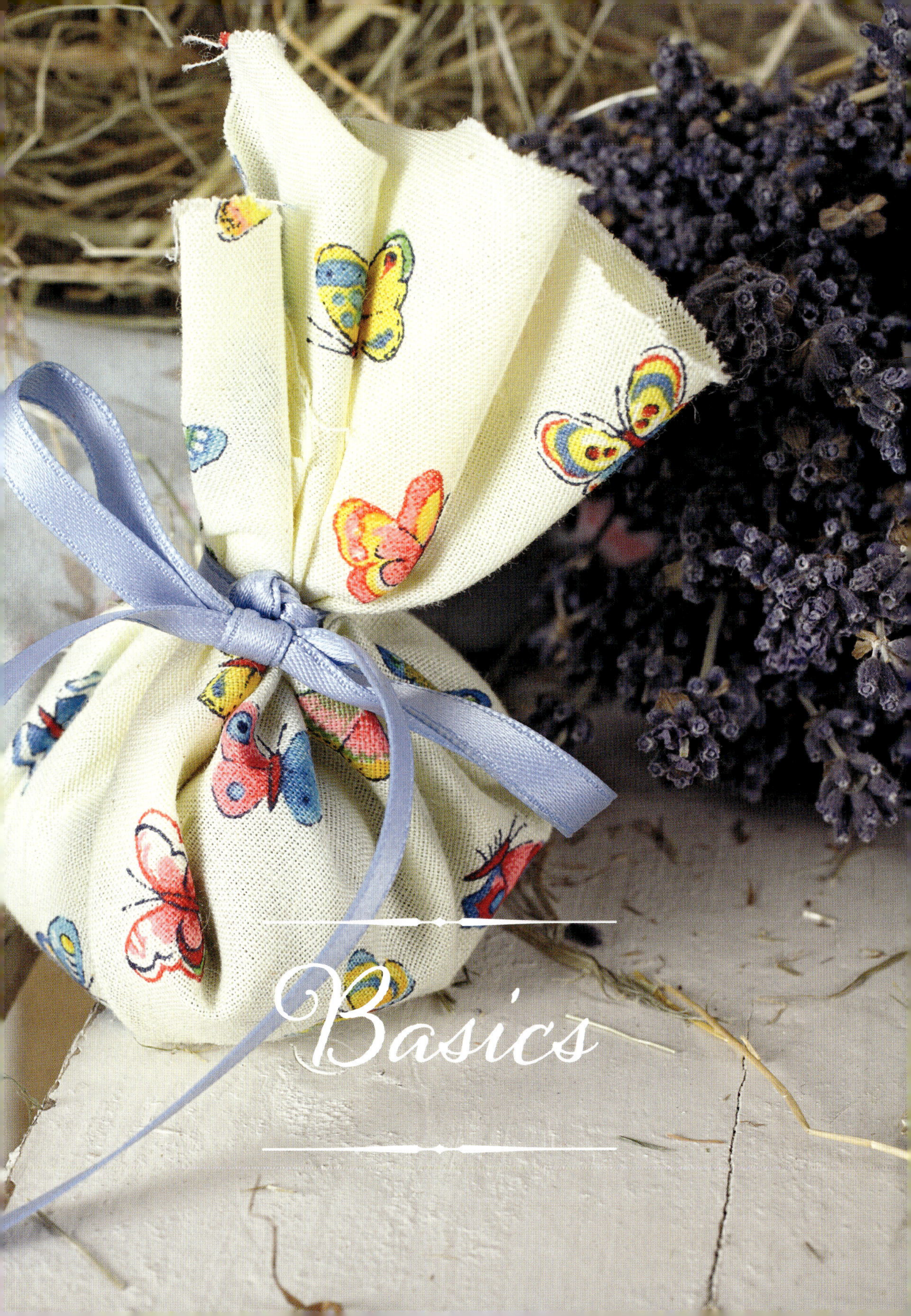

Basics

Wie mache ich …

Ob Tee, Öl, Sirup, Bonbons, … – in welcher Form die Wirkstoffanwendungen auch daherkommen mögen, sie sollen alle nur eines tun, nämlich heilen. Wie Sie diese verschiedenen Anwendungen herstellen, finden Sie hier.

Vorsicht bei den Augen
Möchten Sie Augenspülungen oder sonstige sehr sensible Anwendungen durchführen, sollten Sie die Flüssigkeiten stets durch ein Papier sieben, damit noch so winzige Schwebstoffe, die belastend wirken können, herausgefiltert werden.

Die richtige Dosis für einen guten Tee
Wenn Sie alles richtig machen und auf Nummer sicher gehen wollen, hilft diese Dosierungsanweisung: Nehmen Sie nur so viel Wirkstoffe, wie zwischen Daumen, Zeige- und Mittelfinger passen. Das reicht genau für eine Tasse. Samen, Körner und Ähnliches sollten vorher mit einem Löffel etwas zerquetscht werden. Um den Körper nicht zu sehr zu gewöhnen, reicht es in der Regel, etwa eine Woche lang max. 2–3 Tassen täglich zu sich zu nehmen.

… einen Tee *(Essenz, Infus, Aufguss)***?** Eine heiße Tasse Tee – für die Engländer das Elixier in allen Lebenslagen schlechthin! Was den Engländern hilft, ist auch für uns eine wunderbare Sache! Wie Sie Tee kochen:

- Etwa 1 EL frische, klein geschnittene oder auch getrocknete Pflanzenteile mit 150–200 ml kochendem Leitungswasser übergießen.
- Das Ganze ca. 5–10 oder sogar 20 Minuten ziehen lassen.
- Alles durch ein Teesieb, einen Papierkaffeefilter oder ein mit Küchenpapier ausgelegtes Sieb gießen.
- Vor einer Anwendung etwas abkühlen lassen, eventuell zum Trinken mit einem Teelöffelchen Honig oder Kandis süßen und langsam trinken.

Tee ist max. 2–3 Tage haltbar.

… einen Absud? Ein Absud ist eine konzentrierte Form von Tee. Um ihn herzustellen, empfiehlt sich die Anschaffung einer kleinen Espressokanne (bei einer bereits benutzten riecht der Tee anschließend zu sehr nach Kaffee). Darin kochen Sie die ausgewählten Pflanzenteile, genau wie Sie Espresso zubereiten:

- Unten in die Kanne Wasser einfüllen.
- Das Sieb randvoll mit Pflanzenteilen befüllen.
- Nun kommen zwei Kochdurchgänge: Beim zweiten Durchgang ersetzen Sie die Pflanzenteile, jedoch nicht das Wasser. Dieses wird zweimal benutzt, nur eventuell noch etwas mit neuem Wasser ergänzt, damit die Füllmenge ausreichend ist.
- Die gewonnene Flüssigkeit wieder durchsieben, eventuell zum Trinken süßen.

Ein Absud ist maximal 2–3 Tage haltbar. Wenn Sie diesen, ebenso wie Tee oder ein Dekokt, für Einreibungen oder Salbenzusätze kochen, können Sie die Haltbarkeit verlängern – kühl und dunkel gelagert bis zu einem Jahr: Geben Sie 5 % der Wassermenge an 70–96 %igem Weingeist (trinkbar) oder kos-

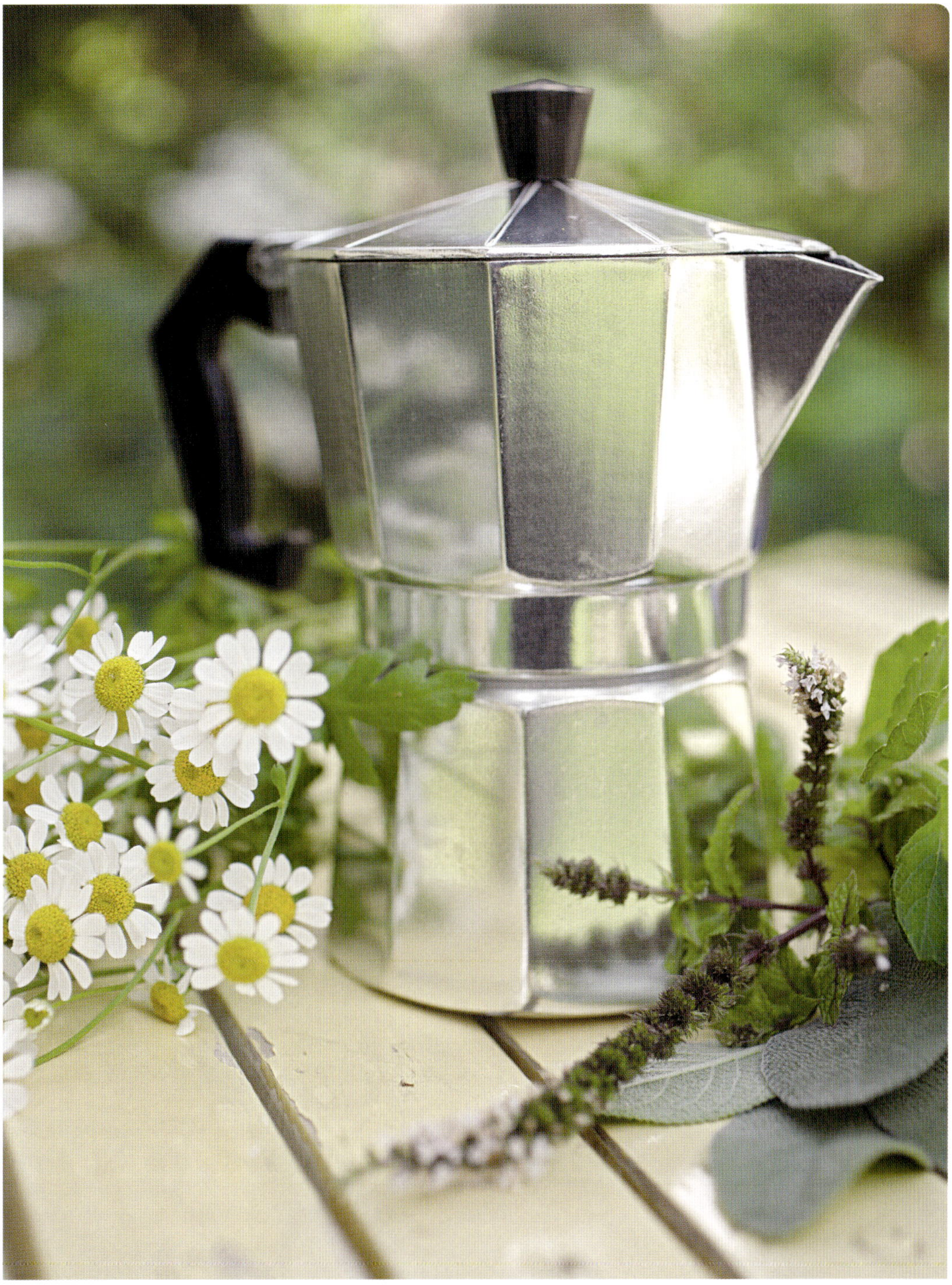

Einen Absud für die Hausmedizin selbst machen: mit der Espressokanne geht's ganz einfach.

metischem Basiswasser (nicht trinkbar) dazu. Bewährt haben sich als Behälter übrigens möglichst lichtdichte Glasfläschchen sowie Sprühflaschen (zum Beispiel für Mundspülungen oder großflächige Anwendungen wie Rücken oder Bauch).
Auch Einfrieren ist eine gute Möglichkeit, Flüssigkeiten zu konservieren – am besten gleich portionsweise in Eiswürfelbeutel! Beschriften mit Inhalt und Datum nicht vergessen.

WAS IST KOSMETISCHES BASISWASSER?
Kosmetisches Basiswasser ist vergällter Alkohol und damit ungenießbar. Häufig wird dem Wasser der Pflegewirkstoff D-Panthenol (Pro-Vitamin B5) zugesetzt. B5 wirkt Feuchtigkeit spendend, beruhigend und lindert Hautreizungen. Es unterstützt zudem die Wundheilung, da es tief in die Haut eindringt und dort das Wasser bindet. So unterstützt es die Regeneration angegriffener Hautzellen.

… EINE TINKTUR? Tinkturen sind alkoholische Auszüge aus Pflanzen und Pflanzenteilen. Diese lassen sich recht einfach herstellen:

- Die gewünschten Pflanzenteile frisch, getrocknet oder in Pulverform in eine Schale oder noch besser in ein Schraubdeckelglas geben und mit mindestens 70 %igem Alkohol im Verhältnis 1:7 bedecken.
- Das Ganze verschlossen mindestens 14 Tage, besser ca. 4 Wochen, an einem dunklen Ort stehend oder dunkel umwickelt ziehen lassen. Während dieser Zeit täglich schütteln, um die Wirkstoffe optimal zu lösen und zu verteilen.
- Schließlich die Tinktur durch einen Papierkaffeefilter oder Ähnliches gießen (kann einen Tag lang dauern), in eine dunkle Flasche abfüllen, die Flasche beschriften und mit Datum versehen.

Tinkturen sind bei kühler, dunkler Lagerung bis zu einem Jahr haltbar.

… EIN TONIKUM? So werden in der Heilkunde Stärkungsmittel bezeichnet – meist als vorbeugende Mixturen angewendet. Sie herzustellen ist denkbar einfach: Mischen Sie unter eine Tinktur noch Früchtesirup, (Kräuter-)Saft, Honig oder Zucker. So wird daraus ein heilsames Tonikum, auch Robrans oder Likör genannt.
Toniken sind bei kühler, dunkler Lagerung bis zu einem Jahr haltbar.

… EINE ABKOCHUNG *(Dekokt)***?** Ein Dekokt ist ein wässriger Extrakt, der durch das Kochen von festen Pflanzenteilen wie Hölzern, Rinden und Wurzeln gewonnen wird. Hierfür müssen Sie:

- Wasser und Pflanzenteile zusammen aufsetzen, damit sie einige Stunden oder Tage durchziehen können.
- Dann alles 5–10 Minuten kochen lassen und anschließend wie bei Tees und Ähnlichem die Flüssigkeit abseihen.

Ein Dekokt ist 2–3 Tage haltbar, mit alkoholischer Konservierung kühl und dunkel gelagert bis zu einem Jahr.

… EIN ÖL? Öl ist eine Sammelbezeichnung für Flüssigkeiten, die sich nicht mit Wasser mischen lassen.
Für ein mildes Öl mischen Sie Wirkstofföle (in der Regel in Form von ätherischen Ölen) im Verhältnis 1:10 in ein Basisöl. Das heißt, Sie nehmen 100 g gutes Basisöl aus Oliven-, Mandel- oder Jojobaöl (oder Sie mischen diese Öle für eine Basis) und 10 g Wirkstofföle. Möchten Sie die Wirkung etwas erhöhen, können Sie bis zu einem Verhältnis von 5:10 erhöhen.
Öle können ohne Konservierung und je nach Umgebungstemperatur (je niedriger desto besser für die Haltbarkeitsdauer) ab etwa sechs Monaten ranzig werden.
Tipp: Antiranz ist ein Konservierungsmittel speziell für Öle und verhindert das Ranzigwerden (Oxidieren) von Ölen und Fetten. Es besteht aus Vitaminen, Zitronensäure und Lecithin. Wenige Tropfen genügen, um das Öl etwa für ein weiteres halbes Jahr zu konservieren.

… EINEN SIRUP? Gerade Kinder verweigern Medizin gern, wenn sie zu bitter schmeckt. Dem können Sie entgegenwirken, wenn Sie aus den Zutaten Sirup kochen. Und das geht so:
- 50 g Pflanzenteile oder Entsprechendes mit ½ l Wasser aufsetzen und aufkochen lassen.
- Die Mischung 3 Tage durchziehen lassen.
- Mischung sieben (Papierkaffeefilter, Haushaltstuch oder Ähnliches).
- Sud mit 200 g Honig mischen.
- In eine dunkle Flasche abfüllen, kühl stellen.

Durch seinen hohen Zuckergehalt ist Sirup, möglichst luftdicht verschlossen, ohne Kühlung mehrere Jahre haltbar.

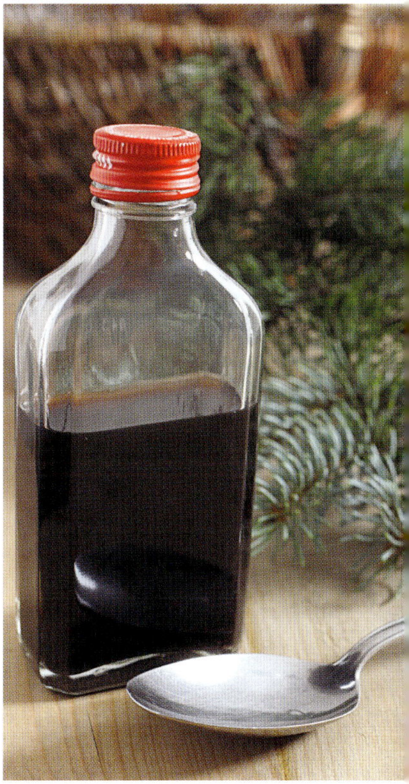

Hilft beim Einschlafen: Tannennadelsirup.

… EINEN SAFT? Um Saft zu gewinnen, muss die Flüssigkeit den jeweiligen Pflanzenteilen entzogen werden. Allzu viel kommt dabei allerdings meist nicht heraus. Der Saft kann jedoch als Grundlage für Sirup eingesetzt werden. Auch einfrieren ist denkbar, falls Sie immer etwas im Vorrat haben möchten. Wenn Sie einen Entsafter Ihr Eigen nennen, ist das von Vorteil: Die Ausbeute ist viel höher. Schicken Sie die Pflanzenteile durch den Entsafter und fangen den gewonnenen Saft einfach auf. So bereiten Sie Saft ohne Entsafter zu:
- Zutaten 5 Minuten dämpfen.
- Über Nacht durch ein Tuch abtropfen lassen.
- Saft nochmals aufkochen.
- Saft möglichst heiß in eine sehr saubere Flasche gießen, beschriften.

Saft hält sich, unter möglichst sauberen und sterilen Bedingungen abgegossen, bis zu einem Jahr.

VIELFALT DER FLORA
Über 600 Heilpflanzen rund um den Globus sind bekannt. Viele gelten nicht mehr als reine Heilpflanzen, sondern werden heutzutage zu Genussmitteln wie Kaffee oder Tabak verarbeitet, zählen zu den Küchenkräutern wie Pfeffer oder Zimt oder werden nur noch als Nahrungsmittel definiert wie zum Beispiel Äpfel oder Zwiebeln.

… eine Suppe? Eine heiße Suppe ist für viele noch wohltuender als Tee. So wird sie gemacht:

- Zutaten mit Wasser aufsetzen, sodass alles mindestens einen Finger breit mit Wasser bedeckt ist.
- Gewürze in einem verschließbaren Teesieb dazugeben.
- Alles ca. 20–25 Minuten kochen lassen.
- Entweder (je nach Rezept) Suppe pürieren oder nur das Wasser absieben und auffangen.
- Mit Salz und/oder Gewürzen, eventuell Sahne und Kräutern abschmecken.

Tipp: Falls Sie Suppe auf Vorrat kochen wollen, frieren Sie die Menge portionsweise ein.

… einen Brei oder ein Zäpfchen? Brei entsteht durch intensives Zerdrücken, Mixen (eventuell mit dem Pürierstab) oder Mörsern der Wirkstoffe und zusätzlich eventuell mithilfe von etwas Flüssigkeit. Alles wird so zu einer weichen Masse verarbeitet. Falls Sie Brei oral anwenden möchten, sollten Sie allerdings auf den Mixer verzichten, da manche Pflanzenteile durchs Mixen Bitterstoffe freisetzen und die Paste entsprechend unangenehm schmecken kann. Anleitung:

- Zutaten mit etwas Flüssigkeit wie Wasser, Saft, Öl, Milch, Joghurt oder Honig mixen, bis der Brei die gewünschte Konsistenz hat.
- Brei sofort anwenden oder in Formen füllen und erkalten lassen (zum Beispiel Zäpfchen) oder in einer Plastikdose max. 3 Tage im Kühlschrank aufbewahren.

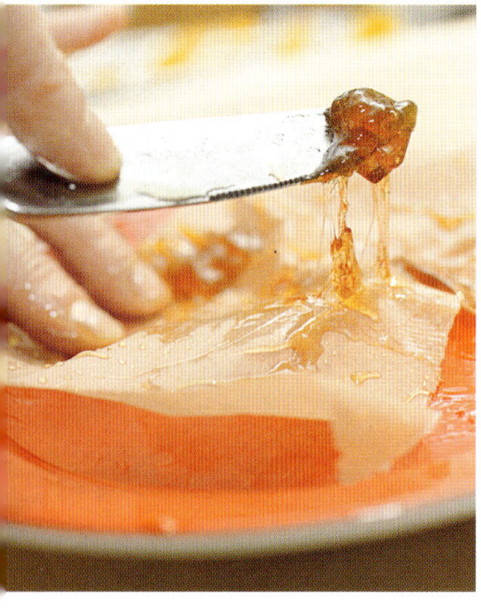

Etwas Masse abteilen.

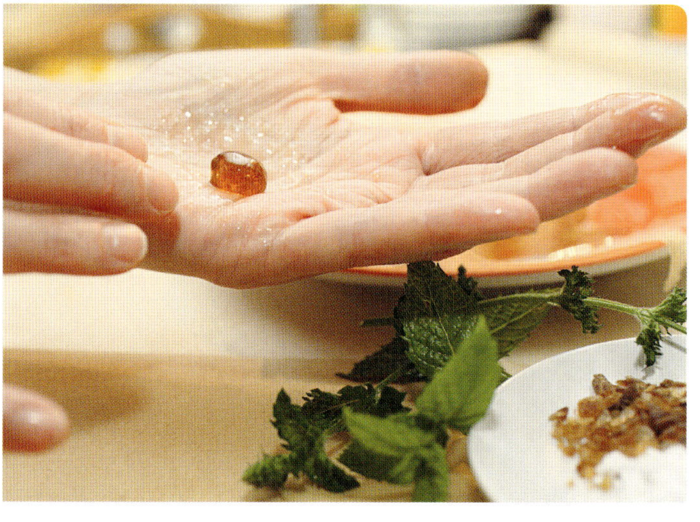

Diese zu kleinen Kugeln formen.

... **BONBONS?** Mancher lutscht Medizin gern. Dafür können Sie die Wirkstoffe als Bonbons anbieten. Mischen Sie 60 g (Trauben-)Zucker, 20 g Flüssigkeit wie Tee, Saftkonzentrat, Absud sowie 5 g Pulver (zum Beispiel Blüten oder Kräuter gemahlen) und 1 Prise Wein- oder Zitronensäure (bekommen Sie in der Apotheke) zusammen. Und so geht's:

- Zuckermasse unter ständigem Rühren langsam und bei milder Hitze erwärmen.
- Wenn die Zuckeranteile vollständig gelöst sind (die Mischung wirft dann Blasen), den Topf vom Herd ziehen. *Achtung:* Spritzgefahr!
- Waschbecken mit kaltem Wasser halb füllen.
- Den Topf ins Waschbecken stellen, Masse etwas abkühlen lassen (die Masse darf nicht zu hart werden, da Sie die Bonbons noch abteilen müssen).
- In der Zwischenzeit Backblech mit Backpapier belegen.
- Von der nun etwas fester gewordenen Masse mit einem Teelöffel oder Messer kleine Nocken abteilen, mit den Händen zu kleinen Kugeln formen und nebeneinander aufs Blech setzen, bis sie vollständig erkaltet sind.
- Anschließend einzeln in Folienpapierchen einwickeln.

Bonbons sind bis zu sechs Monate haltbar.

Tipp: Falls Sie die Masse als Ganzes fest werden lassen wollen, um sie dann eventuell anschließend zu schneiden, gießen Sie diese am besten auf eine leicht gefettete Marmorplatte, die Sie für wenig Geld im Baumarkt erwerben können.

GRATIS-FÖRMCHEN
Künftig die Formfolien wie zum Beispiel von kleinen Pralinen etc. nicht mehr wegwerfen, sondern für Wirkstoffbonbons aufheben.

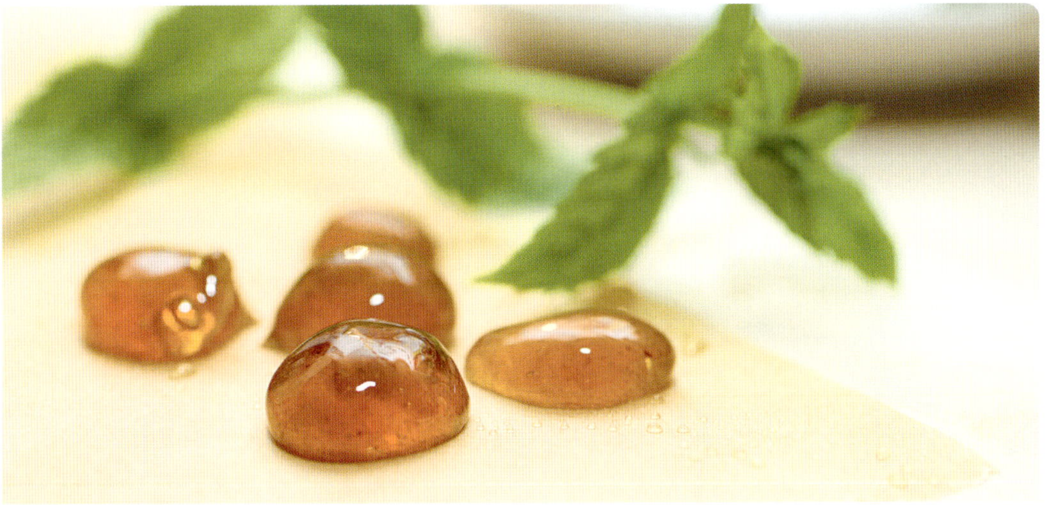

Zum Erkalten auf das Backpapier legen – fertig.

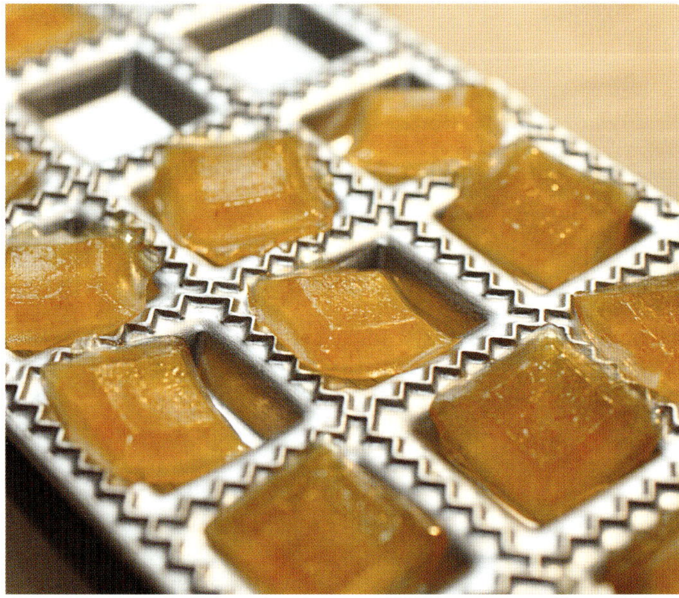

Gutes für den angeschlagenen Hals: Gummidrops aus eigener Herstellung.

STRENG NACH VORSCHRIFT? Vollbäder sind Ihnen lieber als Wickel und Einreibungen ziehen Sie kalten Socken vor? Dann experimentieren Sie mit den Inhaltsstoffen, auch das Mischen der verschiedenen Anwendungen ist möglich. Beachten Sie aber, dass Ihre Wahl für eine innerliche oder äußerliche Anwendung auch geeignet ist. Es ist zudem nichts dagegen einzuwenden, auch gleichzeitig mehrere Tipps zu probieren wie Saft von innen und einen Umschlag außen dabei auflegen, dann eine Ölmassage anwenden.

... GUMMIDROPS? Gerade wenn es im Hals kratzt und zwickt, greift mancher gern zu Gummis. Diese sind weich und tun beim Schlucken weniger weh, zudem eigenen sie sich wunderbar dazu, um Wirkstoffe einzuarbeiten. Sie benötigen dafür: 1 EL Speisestärke, 15 g Speisegelatinenpulver, 35 ml Wasser (um darin die Gelatine aufzulösen), 30 ml Flüssigkeit wie zum Beispiel Tee, Saft, Sirup oder Absud, 20 g Zucker, 10 g Honig und 3 g Wein- oder Zitronensäure (bekommen Sie in der Apotheke). So geht's:

- Die Gelatine ins Wasser rühren.
- 15 Minuten quellen lassen, dann die Masse auf höchstens 75 °C erwärmen.
- Zucker und Säure in der Flüssigkeit auflösen.
- Honig und Flüssigkeit zur Gelatine gegeben, gut verrühren.
- Mischung 10 Minuten stehen lassen, nochmals rühren.
- In möglichst kleine Behälter füllen (Eiswürfel, geeignete Formfolien von Süßigkeiten).
- Mindestens 3 Stunden stehen lassen.
- Wenn Sie die Gummis eintüten wollen: zuerst noch mit Stärkepulver bestäuben, damit sie nicht zusammenkleben.

Gummidrops sind, verschlossen aufbewahrt, 3–6 Monate haltbar.

... EINE KÖRPERABWASCHUNG? Körperabwaschungen dienen dem Heilungsprozess dahingehend, dass sie das Wärmegleichgewicht im Körper wieder herstellen. Das Ganze muss schnell (und darf nur in einem sehr gut geheizten Raum) vonstatten gehen. Dazu:

- Etwa ½ l Wasser anwärmen.
- Eventuell mit 1 TL Salz, einem Schuss Essig oder Kamillenabsud mischen.
- Frotteetuch eintunken und ausdrücken.
- Nach diesem Schema vorgehen: zur Körpermitte hin erst Extremitäten wie Füße, Beine und Arme abreiben, dann in Herzrichtung Rücken, Brust und Bauch streichen.
- Anschließend ohne weiteres Abtrocknen Schlafanzug darüber ziehen, gut zudecken.

… ein Dampfbad? Für ein Dampfbad, das entweder als klärendes Therapeutikum oder als Inhalation einsetzbar ist, nehmen Sie etwa:

- 6 EL Pflanzenteile oder Entsprechendes und übergießen das Ganze mit 1–2 l kochendem Wasser.
- Gesicht über den Dampf halten, ein Handtuch so über Kopf und Schultern legen, dass der Dampf kaum entweichen kann.
- Das machen Sie täglich mehrmals jeweils bis zu 10 Minuten, den Sud können Sie dafür 2- bis 3-mal erhitzen.

… ein Vollbad? Ein Vollbad ist eine Wohltat für den gesamten Körper. Dazu sollten Sie:

- Das Badezimmer gut vorwärmen.
- Die Wanne zu ⅔ mit warmem Wasser befüllen.
- Gewünschte Zutaten eingießen oder -rühren.
- Nicht länger als 20 Minuten im Wasser bleiben.
- Handtücher möglichst vorwärmen.
- Sich danach rasch und gründlichen abrubbeln und anziehen.

Blüten für ein Bad – Wohltat pur mit feinem Aroma.

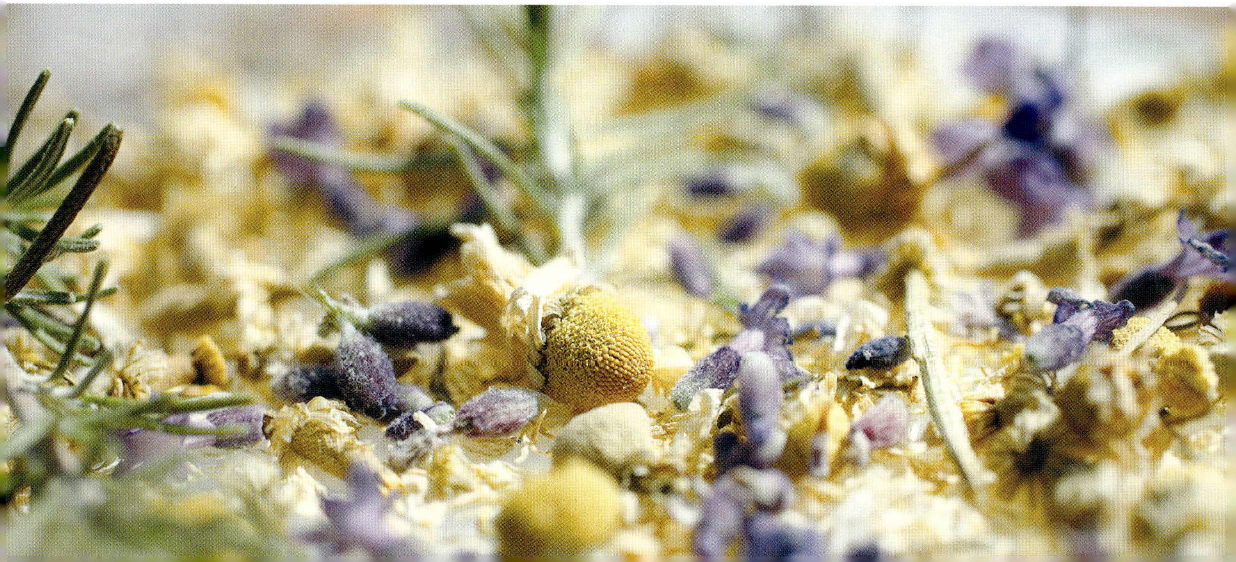

... Ein Arm- oder Fussbad? Das ist ein bewährtes Mittel, um sich Linderung zu verschaffen. Dazu:

- Mischen Sie die Wirkstoffe und möglichst warmes Wasser im Verhältnis 1:10 (es sei denn, im Rezept sind andere Mengen genannt).
- Lassen Sie die nackten Arme oder Füße langsam in das Wasser gleiten, um diese 15 Minuten darin zu baden.
- Nehmen Sie nun den Körperteil heraus und reiben ihn kräftig trocken, eventuell danach eincremen, langärmliges Shirt, lange Hose, Pulli oder Socken darüberziehen.

... Ein Sitzbad?

Sitzbäder werden bei Darm-, Blasen- und Genitalleiden angewendet. Das Mischungsverhältnis:

- Wirkstoff zu Wasser ist genau wie bei Fußbädern 1:10.
- Die Badezeit kann und darf auf eine ½ Stunde erhöht werden.
- Anschließend den Körperbereich sorgfältig abtrocknen und warm halten.

... Einen Einlauf? Er ist gewiss nicht jedermanns Sache, aber eine effektive Methode zu heilen. Wenn Sie die Methode anwenden möchten, kochen Sie dafür aus:

- 1 EL Wirkstoff und 1 l Wasser einen Tee.
- Das Ganze 10 Minuten stehen lassen und dann abseihen.
- Den warmen Tee in ein an der Spitze mit etwas Babycreme (oder Ähnlichem) eingeschmierten Gummiklistier füllen. Dabei bitte die maximalen Verabreichungsdosierungen beachten: Säuglinge ca. 80 ml, Kleinkinder bis ¼ l, größere Kinder und Erwachsene bis zu ½ l.
- Klistier einführen und mit kräftigem Druck entleeren.

Sie können einen Einlauf bis zu viermal am Tag anwenden.

Möglichkeiten der Verabreichung

- Zum Einnehmen und Einwirken: Tee, Absud, Dekokt, Tinktur, Tonikum, Likör, Öl, Sirup, Saft, Suppe, Brei, Gummidrops, Bonbon
- Zum Baden, Waschen und Spülen: Dampfbad, Vollbad, Arm- oder Fußbad, Sitzbad, Abwaschung, Einlauf, Gurgelflüssigkeit
- Zum Einwickeln und Auflegen: Auflage, Kompresse, Umschlag, Pads, Wickel, Windel, Vorlage, Tampon, Binde
- Zum Einarbeiten und Pflegen: Creme, Fluid, Salbe, Paste, Spray
- Zum Einführen: Zäpfchen, Tamponaden
- Zum Entspannen und Beruhigen: Aromakerze, Säckchen, Kissen

… eine Aromakerze? Aromakerzen verbreiten einen angenehmen Duft und sorgen mit den darin enthaltenen ätherischen Ölen für eine positive Stimulierung des Körpers – je nachdem, welche Öle eingearbeitet sind, als handfestes Therapeutikum oder einfach nur als unterstützende Wohltat. Für eine Aromakerze sollten Sie stets Kerzenreste im Vorrat haben. Kerzen stellen Sie so her:

- Etwa 80 g Kerzenreste in einem Topf, der im Wasserbad steht, schmelzen, bis das Wachs vollkommen flüssig ist.
- Unter Rühren ca. 10–12 Tr. Öl hinzufügen.
- Einen Kerzendocht (Bastelbedarf) auf einen Bleistift rollen.
- Den Docht mittig über den Rand des Behälters (am sichersten sind leere Teelichter) legen, in dem die flüssige Wachsmasse fest werden soll, und zwar so, dass die Spitze des Dochtes den Boden berührt. Das Gefäß sollte übrigens niemals mittig oder am Boden breiter im Durchmesser sein als der obere Rand, damit Sie die Kerze bei Bedarf wieder gut wieder rauslösen können.
- Die flüssige Wachsmasse einfüllen und erkalten lassen.
- Wenn die Kerze fest ist, den Docht 1 cm über der Kerze abschneiden.

… ein Säckchen oder Kissen? Säckchen oder auch Kissen in verschiedenen Größen finden vielerlei Einsatz als Auflage, Kälte- oder Wärmequelle oder einfach als Therapeutikum. Dazu füllen und behandeln Sie verschließbare und waschbare Stoffsäckchen mit dem Gewünschten zu $^2/_3$ – je nach Einsatz:

- Gefüllt mit trockenen Kernen und in der Mikrowelle oder Ähnlichem erwärmt – Wärmequelle.
- Gefüllt mit frischen oder getrockneten Pflanzenteilen und wenige Minuten heiß gedämpft (hierfür eine Tasse Wasser zum Kochen bringen, Sieb in einen Topf hängen, Pflanzen im Säckchen hinein, 3–4 Minuten möglichst luftdicht abgedeckt im Wasserdampf belassen) – Wirkstoffauflage.
- Gefüllt mit frischen oder getrockneten Kräutern – wohltuende Aromaunterlage (zum Beispiel als Kopfkissen).

Säckchen, gefüllt mit Körnern, Kernen oder Kräutern, sind geeignet für warme Anwendungen aller Art.

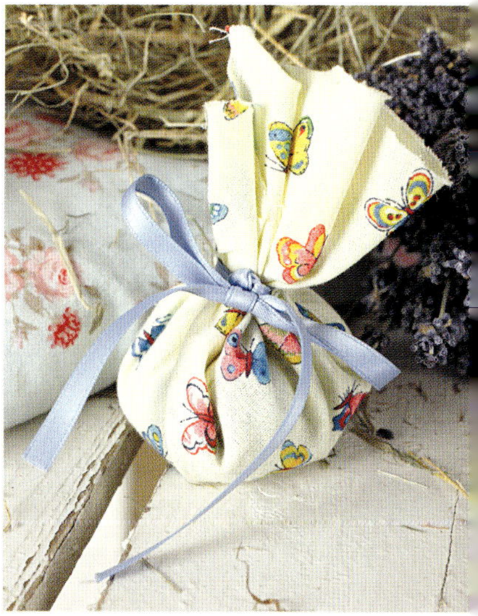

… eine Auflage *(Kompresse, Umschlag, Pads, Wickel, Windel, Vorlage, Binde, Tampon)*? All dies sind Formen von Stoff oder gepresster Watte, welche aufgelegt werden, damit Wirkstoffe über die Haut oder Schleimhaut in den Organismus eingreifen können. Je nachdem, welche Fläche und wie viel von der Fläche behandelt wird, spricht man von Verschiedenem und meint letztlich doch fast immer das Gleiche. Pads, Auflagen und Kompressen sind für eher kleinere Anwendungsgebiete geeignet, von Umschlägen spricht man meist allgemein

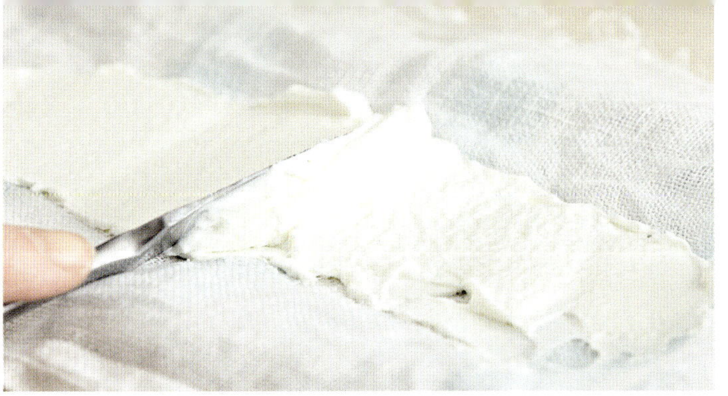

Der klassische Quarkwickel hilft im Wochenbett, bei Rheuma, Fieber oder auch Insektenstichen.

bei Behandlungen der Extremitäten, Wickel kommen um Beine, Arme, Hals, Brust oder Rumpf. Vorlagen, Binden und Windeln sind dem Genitalbereich vorbehalten, Tampons (auch Tamponaden) verwendet man für Hohlorgane wie Nase oder Scheide. Dafür:

- Den Wirkstoff auf das Tuch, Pad oder den Tampon geben beziehungsweise damit tränken.
- Eine zweite Stofflage für Befestigung und/oder zum Warmhalten der behandelten Bereiche auflegen (außer bei Tampons, Vorlagen, Binden und Windeln).

Dazu bieten sich Mulltücher an, Taschentücher aus Stoff, Küchenleinen, Handtücher, Zellstofftücher und Waschlappen. Bei Tampons nehmen Sie am besten fertige Ware, die im Drogeriehandel oder Supermarkt zu bekommen sind.

… eine Creme *(Salbe, Paste, Fluid, Gel)*?

Alle Cremes mischen Sie nach dem gleichen Prinzip:

- Fettphase im Laborbecher schmelzen, bis max. 55 °C (wenn die Wachse, zum Beispiel Bienenwachs, zu schmelzen beginnen, vom Herd nehmen).
- Wasserphase mischen, eventuell Kristalle einrühren, bis sie gelöst sind.
- Wasserphase ebenfalls auf max. 55 °C erwärmen (bis die ersten Bläschen aufsteigen, dann vom Herd nehmen) und mit einem Schneebesen oder Mixerchen in die flüssige Fettmischung einrühren, bis die Masse emulgiert.
- Mischung etwas abkühlen lassen.
- Wirkstoffphase einrühren.
- Creme abfüllen, beschriften, im Kühlschrank aufbewahren.
- Haltbarkeit ca. 3 Monate.

Ihre Creme können Sie sich übrigens auch in der Apotheke anmischen lassen.

Cremes und Ähnliches bestehen in der Regel aus Fetten, Flüssigkeiten und Wirkstoffen. Man unterscheidet zwei Grundtypen: In einer *Wasser-in-Öl-Emulsion* (W/Ö-Emulsion) sind kleinste Wassertröpfchen in der Öl-Grundlage sehr fein verteilt. Bei einer *Öl-in-Wasser-Emulsion* (Ö/W-Emulsion) sind winzige Öltröpfchen in einer wässrigen Grundlage verteilt. Die meisten Cremes sind Ö/W-Emulsionen, doch viele Cremes sind weder eindeutig dem Ö/W-Typ, noch dem W/Ö-Typ zuzuordnen, sondern stehen zwischen den beiden. Man nennt sie *amphiphile Cremes*. Die bekannteste Öl-in-Wasser-Emulsion ist übrigens Milch, Butter hingegen ist eine Wasser-in-Öl-Emulsion. Der Aufbau der beiden Grundtypen teilt sich stets in diese drei Phasen:

- *Fettphase* – dazu zählen Öle, Wachse, Buttern Emulgatoren.
- *Wasserphase* – dazu gehören alle flüssigen (außer Konservierungs-)Stoffe wie Tees, Wassern und die kristallinen und pulverartigen Stoffe wie Urea, B12 oder Zitronensäure, Honig, kurzum also all die Stoffe, die im Wasser erwärmt und gelöst werden müssen.
- *Wirkstoffphase* – dazu zählen alle Inhalts- und Duftstoffe sowie die meisten Konservierungsstoffe, obwohl diese eigentlich ebenfalls flüssig sind.

Mengenangaben

Für Cremes und Co. werden Flüssigkeiten immer in Tropfen oder Gramm angegeben, da Sie eine genaue Waage ohnehin immer parat stehen haben müssen.

g	Gramm
Tr.	Tropfen
TL	Teelöffel
EL	Esslöffel
ML	Messlöffel (mit 2,5 ml)
Msp.	Messerspitze

Einfaches Basisrezept

Creme

Fettphase
2 EL Tegomuls
60 g Butter
60 g Öl

Wasserphase
180 g Flüssigkeit

Wirkstoffphase
15–20 g Inhaltsstoffe
9 g kosmetisches Basiswasser

Die Schritt-für-Schritt-Anleitung für die Creme finden Sie auf Seite 18.

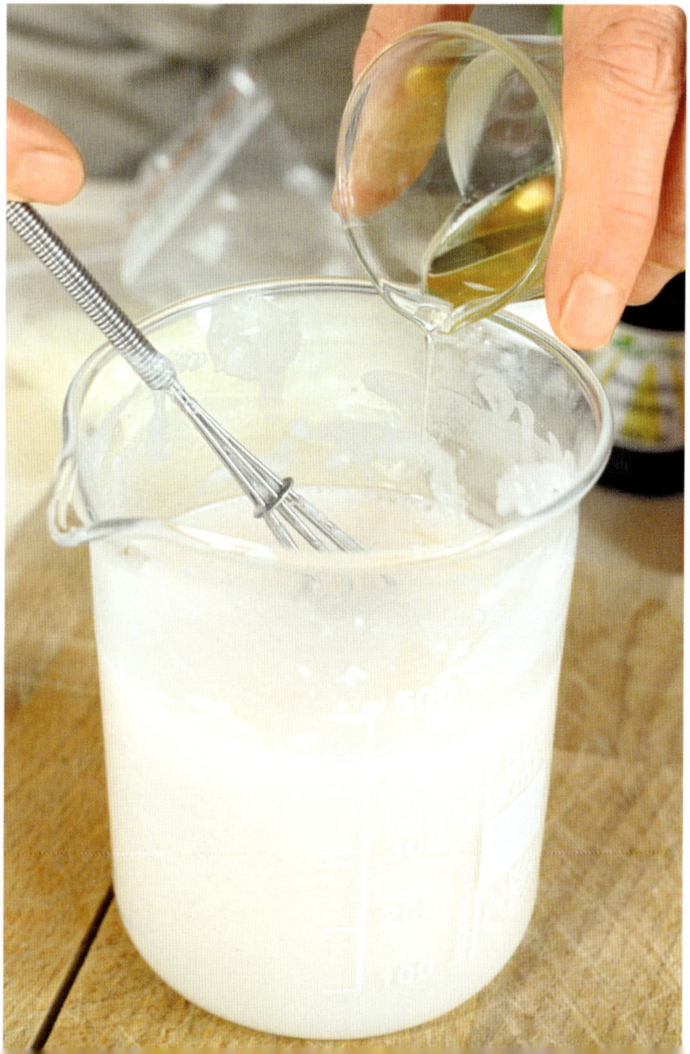

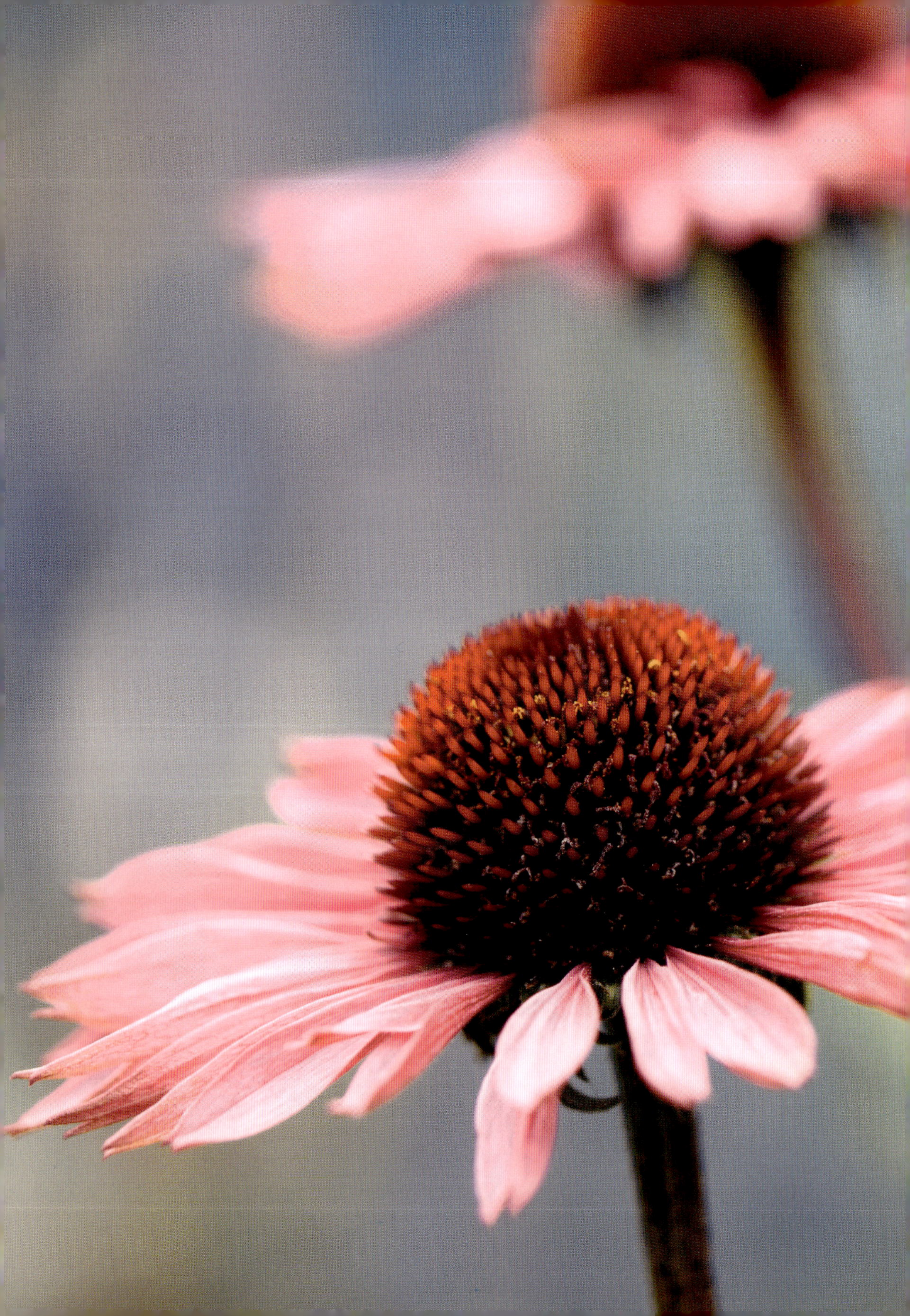

Für die gesamte Familie

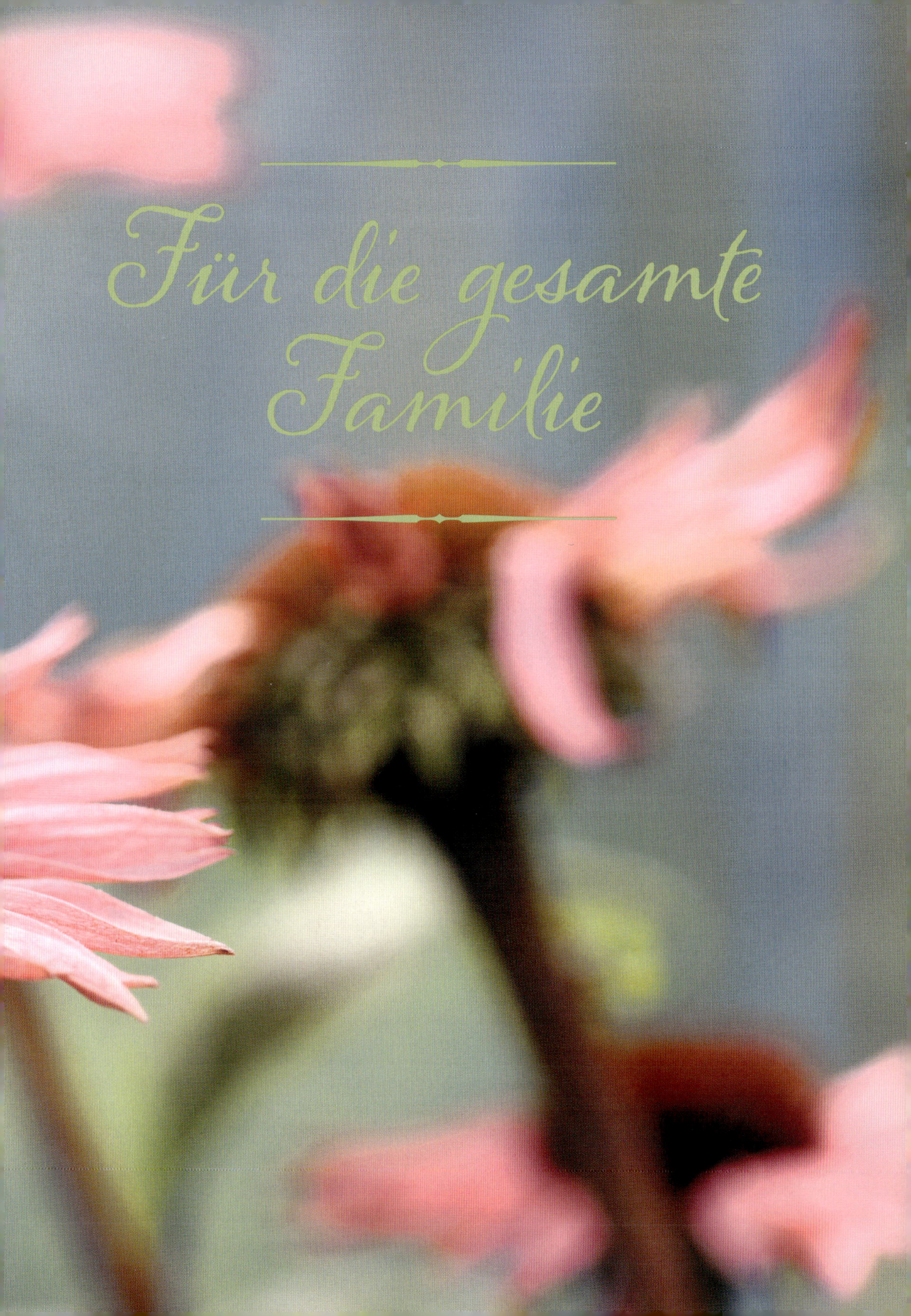

Alles für den kleinen Notfall

Bagatellverletzungen und leichtere Krankheiten können ohne Weiteres zu Hause behandelt werden. Hier finden Sie bewährte und scheinbar kuriose Hausmittel – sie helfen, den kleinen Notfall wirkungsvoll zu versorgen.

LEICHTE VERBRENNUNGEN, SONNENBRAND Bei Verbrennungen werden die Schäden in mehrere Grade unterteilt. Der erste Grad mit Rötungen, leichten Schwellungen der Haut und auszuhaltenden Schmerzen können, genau wie leichte Verbrennungen zweiten Grades (leichte Blasenbildung), zu Hause behandelt werden. Bei schwerer Blasenbildung und ausnahmslos allen noch schlimmeren Erscheinungen (dritter Grad – schwarz-weiße Hautstellen oder gar Verkohlung ohne Schmerzen), müssen umgehend in ärztliche Behandlung!

Als allererstes gilt bei leichten Verbrennungen stets: Am besten unter fließendem kalten *Wasser* (notfalls auch in einem Gefäß mit möglichst kaltem Wasser) oder mit Mineralwasser mindestens 30 Minuten kühlen. Zusätzlich können Sie das noch unterstützen mit *Umschlägen*, die mit kaltem Tee oder Absud getränkt sind, hergestellt aus Brennnesselblätter, Malvenblüten, Arnikablüten oder Farnblätter. Auch helfen Umschläge mit Buttermilch, Joghurt oder Molke.

Nach genügender Kühlung – und erst dann hilft es – können Sie die Wundflächen mit *Schweineschmalz*, *Leinsamenöl* oder *Holunder-Brandöl* weiter behandeln.

Auch *Gekochtes* und wieder leicht Abgekühltes auflegen kann Ihre Beschwerden lindern. Nehmen Sie dafür gedünsteten Kopfsalat. Wohltuend ist auch ein *Molkebad* (für ein lauwarmes Vollbad 3 l Molke nehmen) und selbst *Kurioses* kann Ihnen helfen, zum Beispiel Umschläge mit der Asche von verbrannten Schachtelhalmblättern, kalte Asche von verbranntem Papier oder Zahnpasta.

Ist die *Zunge* verbrannt, hilft es, Eiswürfel zu lutschen.

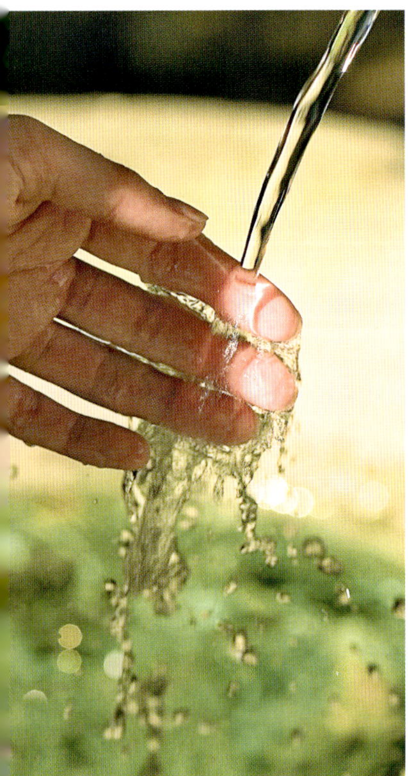

Fließendes Wasser hilft bei Verbrennungen.

Holunder-Brandöl

50 g Pflanzenteile
50 g Olivenöl
3 Tr. Antiranz

- Pflanzenteile so gründlich mörsern, dass sie fast pulverisiert (oder püriert) sind
- mit Öl übergießen
- Antiranz dazugeben
- 4 Wochen ziehen lassen
- abseihen
- in eine Flasche füllen, beschriften, kühl und dunkel stellen

Sämtliche Teile von Holunder sind dafür verwendbar: Wurzel, Rinde, Blättern, Blüten, Beeren.

Mein Tipp:
Rohes aufgelegt hilft ebenfalls. Versuchen Sie es mit zerstampften Petersilienblättern, frischem Hühnereiweiß (dieses auf der betroffenen Stelle trocken lassen, dann vorsichtig abwaschen), Kartoffelscheiben, Erdbeer- oder Okraschotenmus. Speziell bei Sonnenbrand hilft ein kühlendes und entzündungshemmendes Après-Soleil-Gel.

Après-Soleil-Gel

150 g destilliertes Wasser
1 Msp. Gelbildner
je 1 TL Mandel- und Jojobaöl
je 1 g Allantoin und D-Panthenol
je 5 Tr. Lavendel- und Ringelblumenöl
je ½ ML Kamillentinktur und Aloe-Vera-Gel
7,5 g kosmetischem Basiswasser

- Wasser und Gelbildner verrühren
- Öle einrühren
- nach und nach die restlichen Wirkstoffe einrühren
- mit Basiswasser konservieren
- abfüllen, beschriften, Haltbarkeit ca. 3 Monate

Was ist Okra?
Okra, auch Gemüse-Eibisch oder Ladyfingers genannt, stammt ursprünglich aus Äthiopien und gehört zu den Malvengewächsen. Die Pflanze wirkt nicht nur wohltuend als Auflage bei Verletzungen, sondern hat seit längerem besonders in Amerika den Ruf als das Antikrebsgemüse. Dort rät man etwa auch bei bronchialen Schleimhautentzündungen und Magenkrankheiten, das Kochwasser der Okra als Getränk zu sich zu nehmen und vorbeugend bei Krebsneigung in der Familie viel Okra zu essen.

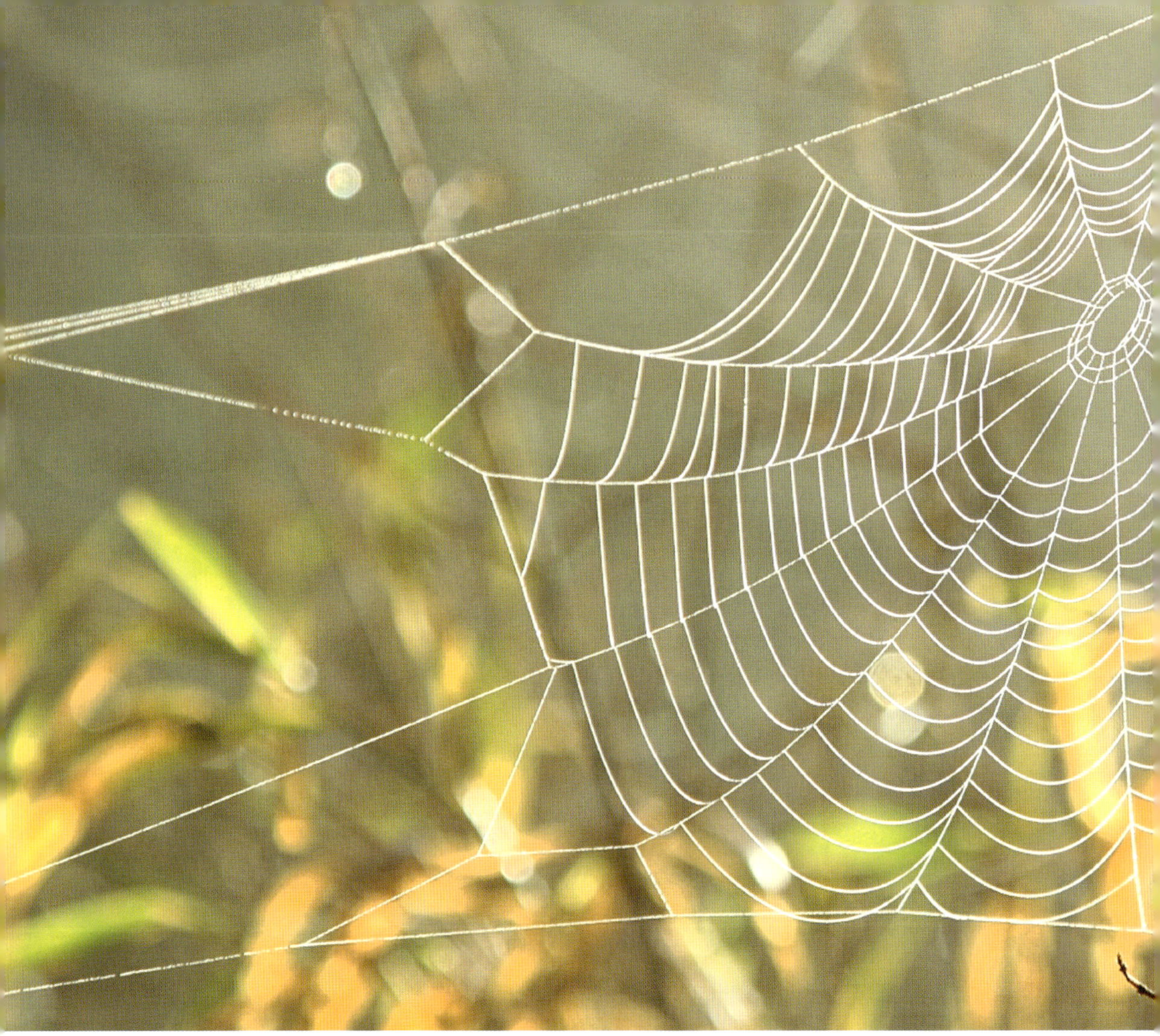

Verätzung Bei leichten Verätzungen sollten Sie die Stelle (auch das Auge!) sofort mit klarem Wasser ausgiebig *spülen*; um verätzte Speisewege zu behandeln und die Chemikalie zu verdünnen, sofort *viel Wasser* in kleinen Schlucken *trinken*. Bei Verätzungen mit Säure (nicht aber mit basischen Substanzen) neutralisert eine *Lösung* aus 50 g Haushaltsnatron und 5 l Wasser zum Spülen und Trinken. Benachrichtigen Sie in jedem Fall einen Notarzt.

Schnitte, Schrammen, Kratzer, Schürfungen
Ein kleiner Schnitt, eine oberflächliche Schürfung, beides sind keine Sachen für die Ambulanz. Anders sieht es bei tiefen, klaffenden Wunden oder großflächigen, nicht nur die oberste Hautschicht betreffende Verletzungen aus – gar wenn Schmutz in die Wunde eingedrungen ist. Oder wenn eine Wunde plötzlich stark zu eitern beginnt. Lassen Sie dann einen Arzt drauf sehen.

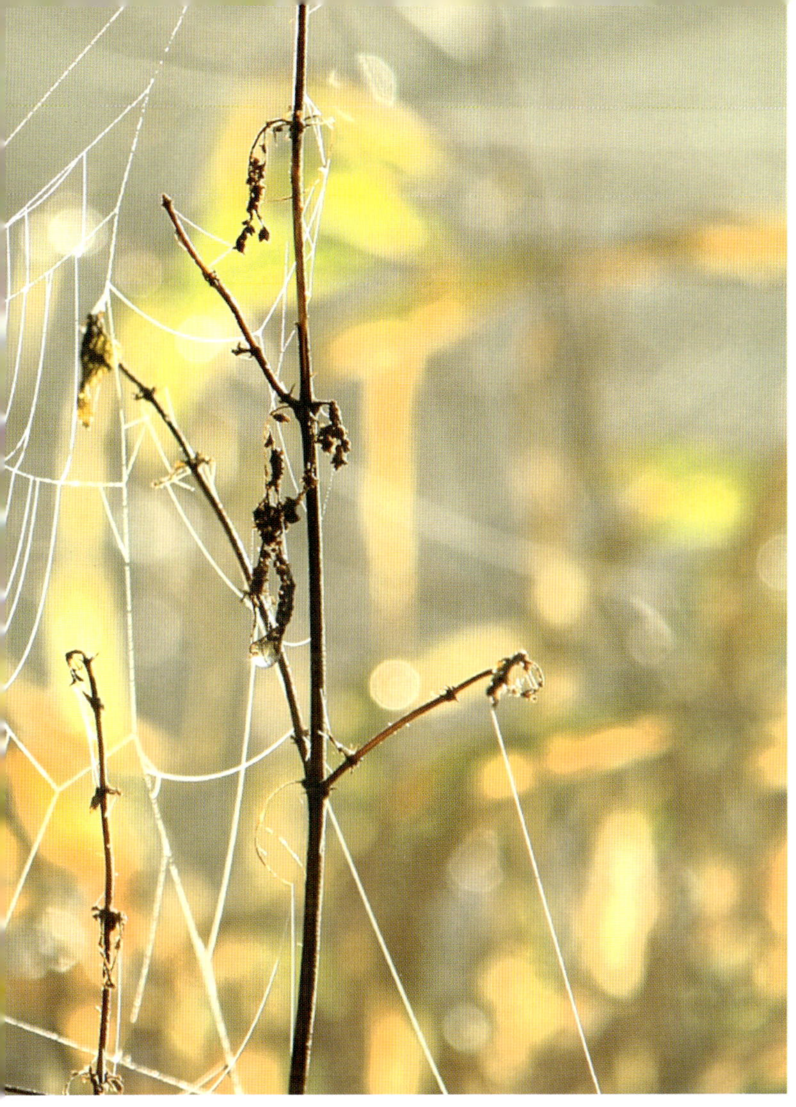

Das wertvolle Eiweiß in Spinnweben heilt kleine Verletzungen.

Bei kleineren Verletzungen können Sie selbst Hand anlegen. Es mag eigentümlich klingen, aber die alte *Volks- und Bauernheilkunde* sagt, dass Eigenurin eine desinfizierende Wirkung hat und bei Schnittverletzungen oder Schürfungen hilft. Man mag dazu stehen wie man will, gegen eine äußerliche Anwendung ist nichts einzuwenden. Auch Spinnweben auflegen ist eine uralte Methode, kleinere Verletzungen zu behandeln.
Umschläge mit Honigsalbe (1 TL Honig mit 2 Tr. Lavendelöl und 1 TL Rosenwasser vermischt), Sauerkrautsaft, frischem Gurkensaft oder Zuckerwasser (40 ml Wasser frisch abgekocht mit 2 EL Zucker vermischen, abkühlen lassen und dann auftragen) mildern die Beschwerden, genau wie die Haut von gekochten Eiern (einfach nur auflegen).
Roh auflegt helfen frische Kohlblätter (mit den Händen erst zerknittern oder dem Nudelholz plätten, bis Saft austritt, dann wieder glattstreichen und auflegen).

Calendulasalbe

Fettphase
50 g Olivenöl
10 g Bienenwachs
2 g Lanolin
5 g Sheabutter

Wasserphase
75 g destilliertes Wasser

Wirkstoffphase
5 Tr. Kamillenöl blau
je 10 Tr. Calendula- und Johanniskrautöl
1 Msp. Allantoin
1 Msp. Zinkoxid
5 g kosmetisches Basiswasser

Im Kühlschrank etwa 3 Monate haltbar.

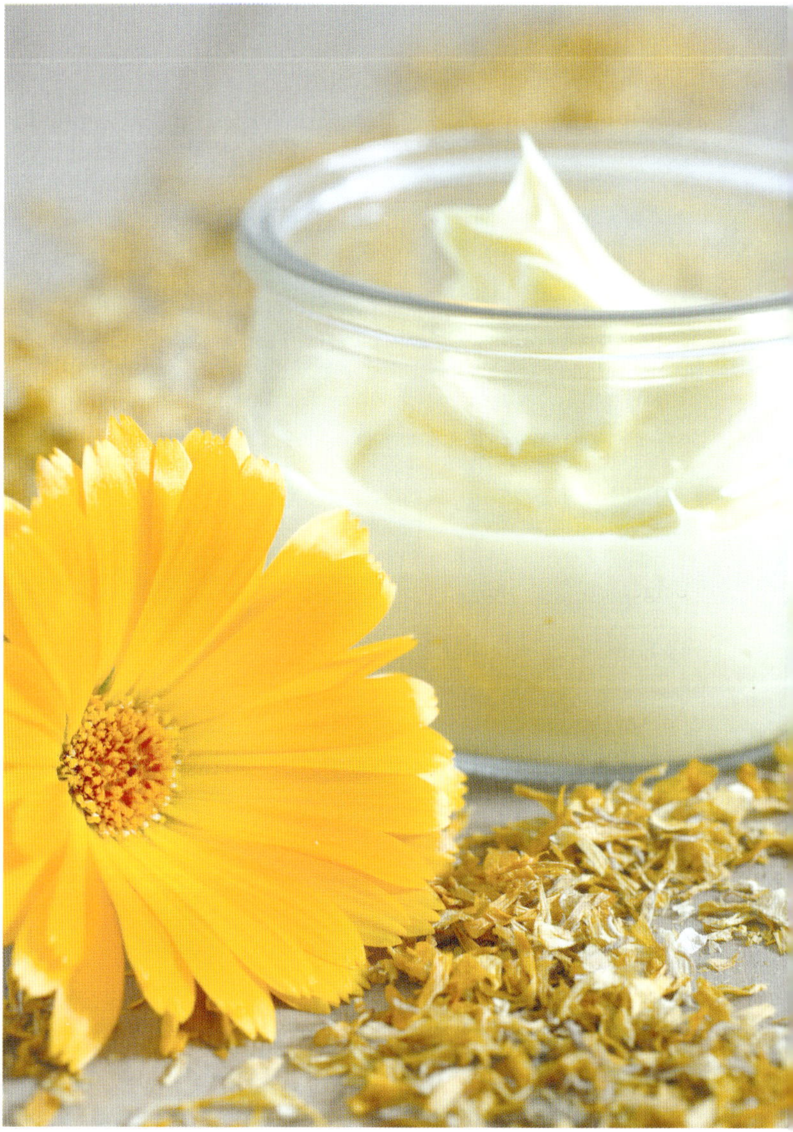

Calendulasalbe ist ein unentbehrlicher Notfallhelfer bei Schrammen und Kratzern.

Was ist essigsaure Tonerde?

Genau genommen nennt sich der Stoff Diacetat und ist ein Aluminiumsalz der Essigsäure. Es hat eine antiseptische, adstringierende (zusammenziehende) und kühlende Wirkung. Vornehmlich kommt es bei Insektenstichen, Prellungen und Verstauchungen zum Einsatz. Es wird seit 1977 in der Liste der unentbehrlichen Arzneimittel der Weltgesundheitsorganisation geführt. Nicht auf offene Wunden geben!

Oder *cremen* Sie die Stelle vorsichtig ein. Nehmen Sie dafür Hirschtalg, Melkfett, Butterschmalz oder zerriebene Heidelbeerwurzel. Auch Pulver hilft, zum Beispiel Schwefelpulver (Apotheke). Besonders heilend wirkt Calendulasalbe (Seite 26, Schritt-für Schritt-Anleitung Seite 18).

SPLITTER Hat sich ein Splitter unter die Haut geschoben, hilft ein *Bad* in sehr heißer Seifenlauge (so heiß, wie es erträglich ist) aus Kernseife. Der Fremdkörper fällt anschließend fast von allein heraus. Sie können auch den Finger über möglichst heißen *Wasserdampf* halten (die Haut an dieser Stelle wird weich und der Splitter lässt sich leicht herausdrücken) oder in warmem Olivenöl baden.

INSEKTENSTICHE Falls der Stich (oder ein ganzes Körperteil) sehr stark anschwillt und/oder Atemnot auftritt, suchen Sie umgehend eine Notfallambulanz oder Arztpraxis auf! Einem komplikationslosen Stich können Sie hingegen selbst beigehen. Da helfen zum Beispiel *Auflagen* aus Scheiben von rohen Zwiebeln, Pastinaken, Knoblauchzehen oder Apfel. Einfach mit der Schnittfläche auf den Stich legen – das zieht das Gift heraus.
Auch *Umschläge* sind empfehlenswert mit Essigwasser, Lauchsaft, Eiswasser (Schnee!), Calendula- oder Eibischrindentee, Feigenkaktussaft oder essigsaurer Tonerde. Ein *Brei* aus Haushaltsnatron und Wasser lässt Schwellung und Schmerz ebenfalls verschwinden. Es hilft aber auch Geißblattbrei, Brei aus ½ TL Salz mit etwas Wasser (oder Spucke) gemischt, Quark oder Kohlepaste (1 Kohletablette zerdrücken und mit etwas Flüssigkeit mischen). Oder kreieren Sie sich ihren persönlichen kühlenden *Stich-Stick*.
Zudem hilft es, die Stelle in Seifenlauge zu baden, ein Stück Würfelzucker darauf zu legen, mit einem Tropfen heißem Wachs oder Eigenurin zu beträufeln, Kuhdung aufzulegen, Erde und Spucke vermischen und auftragen oder einen Silberlöffel erwärmen (so heiß wie Sie es ertragen können) und den Stich kurz damit berühren oder jedenfalls für einige Sekunden ganz nah darüber halten. Bei Mückenstichen speziell hilft es, mit dem Fingernagel ein Kreuz einzudrücken.
Tipp: Den Stachel herausstreichen geht am besten mit einer Kreditkarte oder Ähnlichem.

STICH-STICK

FETTPHASE
2 g Sheabutter
2 g Bienenwachs
5 g Mandelöl

WASSERPHASE ENTFÄLLT

WIRKSTOFFPHASE
je 2 Tr. Krauseminze- (oder Pfefferminze), Johanniskraut-, Lavendel- und Calendulaöl
1 Tr. Antiranz

- Fettphase im Laborbecher schmelzen bei max. 55 °C
- Wirkstoffphase einrühren
- am besten in eine leere Pflegestifthülse abfüllen, beschriften, im Kühlschrank aufbewahren.
- Haltbarkeit ca. 12–18 Monate

Linsen-Calendula-Wickel

- 2 Handvoll braune trockene Linsen und Calendulablüten mörsern
- im Backofen aufwärmen
- 50 g Schweineschmalz erwärmen
- alles mischen, etwas abkühlen lassen
- über Nacht auftragen und Füße mit dicken Socken einpacken

Anti-Frost-Öl

je 2 g Teebaum-, Lavendel-, Zitronen- und Pfeffer- oder Chiliöl
5 g Glycerin
1 Msp. Salz
10 g Mandelöl

- alles mischen
- mehrmals tägl. einmassieren

Eisfüsse Es müssen ja nicht gleich Frostbeulen sein, die höllisch jucken, ziemlich weh tun (und wenn nicht, heißt das: ab ins Krankenhaus) und zudem scheußlich aussehen. Es reicht ja schon, wenn durch die Kälteeinwirkung die Durchblutung an den Füßen gestört ist und wir bibbernd vor Kälte mit eisigen Füßen geschlagen sind.

Dagegen (und gegen Frostbeulen) hilft es, mehrere Gläser möglichst heißes Wasser hintereinander zu *trinken*. Oder Sie machen *Umschläge* mit Tee (Zinnkraut-, Eichenrinden-, Zwiebelschalen-, Chili- oder Pfeffertee) oder mit *Brei* aus Heilerde und etwas warmem Wasser, 3 EL reiner Kirschbranntwein (40–45 %) und 1 EL Salz darin gelöst, Zwiebelmus (samt Schale klein hacken, mit kochendem Wasser überbrühen, etwas abkühlen lassen), Okra- oder Erdbeermus, Birkenblätterabsud oder frischem Meerrettichbrei (1 Wurzel in etwas Wasser weich kochen, pürieren). Oder versuchen Sie es mit einem *Linsen-Calendula-Wickel* oder einer Massage mit *Anti-Frost-Öl*.

Wenn Sie gerne baden, können Sie ein *Vollbad* nehmen: mit lauwarmem Wasser beginnen, die Temperatur sehr langsam steigern, so warm, wie Sie sich dabei wohl fühlen. Besonders wirksam ist das Vollbad, wenn sie 2 Handvoll Heublumen ins Wasser geben.

Auch ein *Fußbad* in Kartoffelwasser (5 Kartoffeln samt Schale in 1 l Wasser 30 Minuten kochen, Wasser fürs Fußbad nehmen, Kartoffeln essen) tut gut: Füße reinstellen, 15 Minuten darin baden, dann abtrocknen, warm einpacken. Genauso wirksam ist ein Meerrettichfußbad: 2 EL frisch geriebene Meerrettich mit 2 l kochendem Wasser übergießen, 10 Minuten ziehen und etwas abkühlen lassen, Füße reinstellen, 15 Minuten darin baden, dann abtrocknen, warm einpacken. Oder machen Sie sich einfach ein Paar *Cayennepfeffersocken* (in die Socken etwas davon reinstreuen, anziehen)!

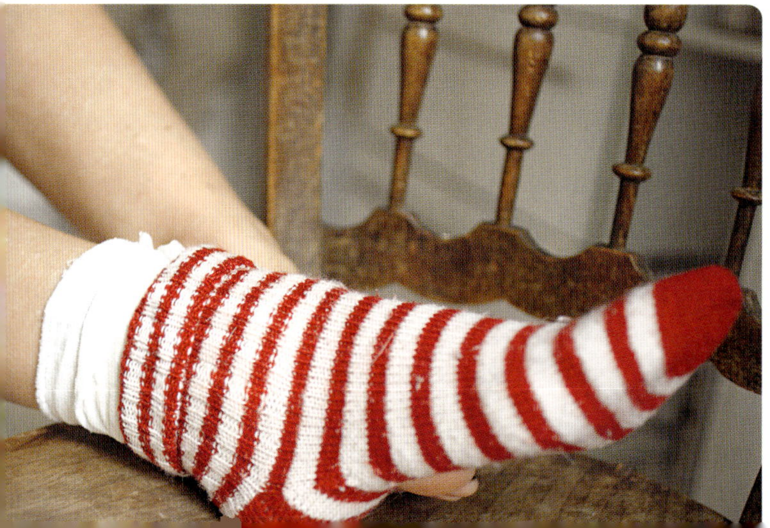

Sockenpackungen helfen bei Eisfüßen und vielem mehr.

Die alte Heilpflanze Beinwell
Der Name Beinwell leitet sich von seiner Anwendung ab – äußerlich bevorzugt, bei Knochenbrüchen und offenen Wunden, Verletzungen von Bändern und Sehnen. Beinwell beinhaltet besonders viel Allantoin, das auch für Kosmetikprodukte eingesetzt wird. Allantoin beschleunigt vor allem den Zellaufbau und die Zellbildung und fördert somit die Heilung.

Prellung, Schwellung und Bluterguss Leichte Prellungen (das sind Schädigungen durch direkte, stumpfe Gewalt von außen), die oft mit Schwellung und Bluterguss einhergehen, können problemlos zu Hause behandelt werden. Sieht es bereits nach einer Quetschung (Zusammenpressung von Körpergewebe) oder Rissen (Muskeln/Bänder/Sehnen) aus, sollte jedoch ein Mediziner darauf sehen.
Für leichte Fälle helfen *kalte Wickel* mit Quark, Essig, essigsaurer Tonerde, Arnikaessenz oder Heilerde. Wenn Sie die Kälte nicht mögen und eher *Warmes* bevorzugen, nehmen Sie Glycerin oder Beinwellwurzelbrei, gekochte heiße Kartoffeln oder heißes Salz (500 g Salz trocken im Backofen erwärmen). *Propolisgel* hilft ebenfalls.

Zerrung und Verstauchung Man unterscheidet zwischen Verstauchung, einer Verletzung eines Bandes oder einer Gelenkkapsel, und Zerrung, einer Muskeldehnung. Bei beidem gilt die *PECH-Regel*:
- Pause – Sofort sämtliche Bewegungen des verletzten Körperteiles einstellen, alles komplett ruhig stellen, das begrenzt die Blutungen und Schwellungen und reduziert den Schmerz.
- Eis – Verletzte Stelle kühlen, das bewirkt eine Verengung der Blutgefäße und vermindert Blutungen und Schwellungen.

Propolisgel

je 1 EL Blüten von Calendula, Kamillenblüten, Arnika
50 ml Wasser
1 Msp. Gelbildner
1 TL Honig, Mandel- und Jojobaöl
20 Tr. Beinwelltinktur
5 Tr. Propolistinktur
5 Tr. ätherisches Öl Rosenholz, Honigmilch und Lavendel
3 g kosmetischem Basiswasser

- aus den Blüten und dem Wasser einen Absud kochen
- abseihen
- abkühlen lassen
- mit dem Gelbildner verrühren
- Honig, Mandel- und Jojobaöl dazugeben
- Beinwelltinktur und Propolistinktur einrühren
- ätherischen Öle einrühren
- kosmetisches Basiswasser einrühren
- abfüllen, beschriften
- Haltbarkeit ca. 3 Monate

Kälte oder Wärme?
Kälte hilft bei akuten Schmerzen, Entzündungen, stumpfen Verletzungen, Stichen, Blutungen und Fieber. Ebenso lindert Kälte Juckreiz und die Beschwerden eines Hautausschlages.
Wärme hilft bei Schmerzen, Verspannungen, Verletzungen, Erkrankungen des Bewegungsapparates und sorgt ganz allgemein für ein physisches und psychisches Wohlbefinden.
Mein Tipp: Oft gelingt eine Therapie durch das Prinzip: erst kühlen gegen Entzündung, Schwellung und Schmerz, dann wärmen, um den Heilungsprozess in Gang zu bringen und positiv zu stimulieren.

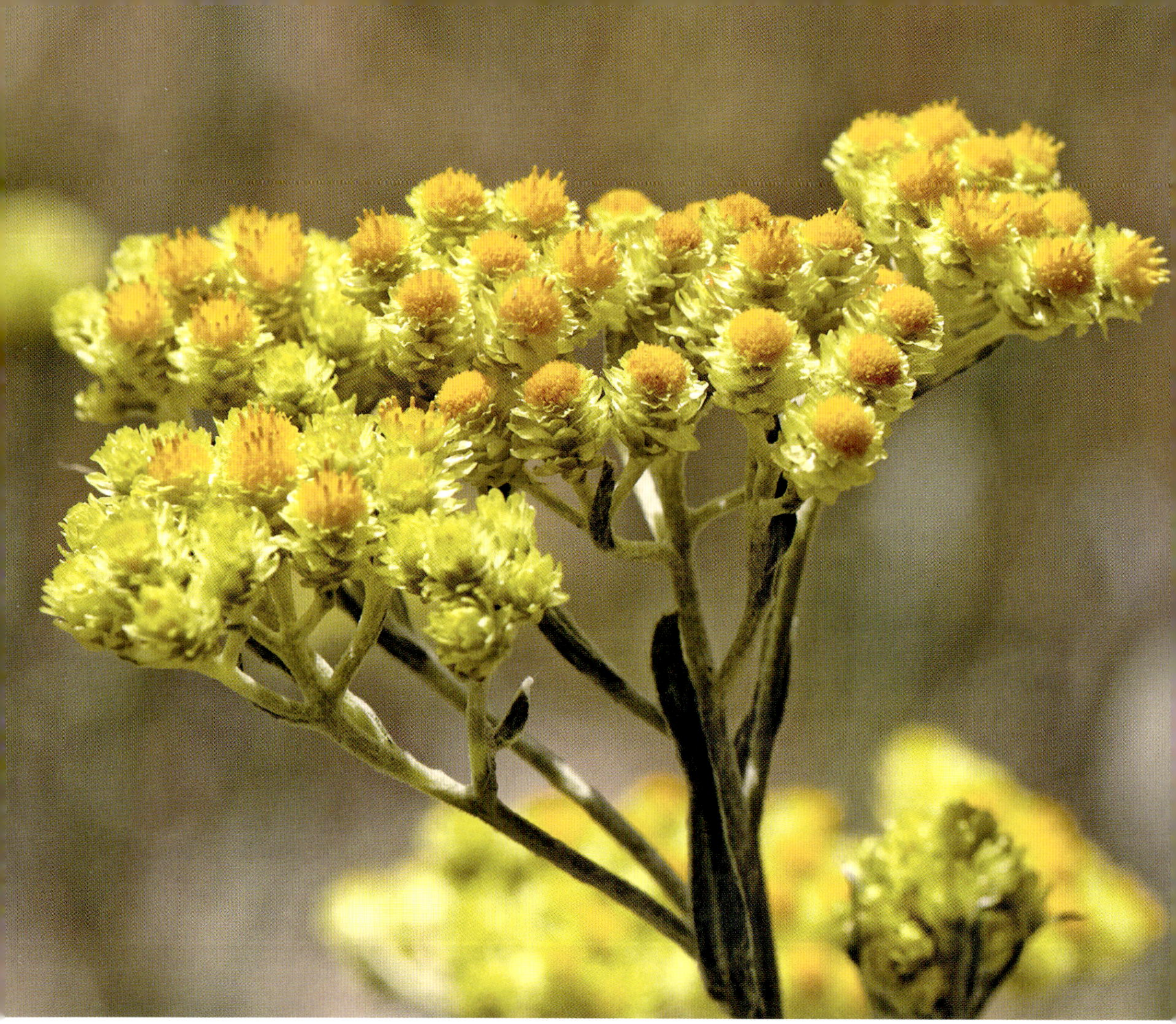

Strohblumen sind nicht nur zur Zierde geeignet, sondern helfen bei Entzündungen, wirken zellregenerierend und adstringierend.

Prellungsöl

je 30 g Teebaum- und Sesamöl
je 20 Tr. Strohblumen- und Majoranöl
1 Tr. Antiranz

- alle Zutaten mischen
- gut kühlen, vorsichtig auftragen

- Compression – Um die verletzte Stelle einen Druckverband mit mäßiger Spannung anlegen, das reduziert weitere Einblutungen.
- Hochlagerung – Verletzte Stelle höher lagern als das Herz, sodass das Blut aus der verletzten Region zum Herzen hin fließen kann. Das verhindert weitere Schwellungen und Schmerzen.

Am besten legen Sie *Eisbeutel* (zur Not tut's auch eine Packung Tiefkühlerbsen oder Ähnliches) auf oder eiskalte *Umschläge* mit Wasser, Arnika- oder Majoranabsud, Johanniskrautöl oder -tinktur oder Eiskompressen. Auch ein *Bad* in eiskalter Kernseifenlauge tut seine Wirkung, genau wie möglichst gut gekühltes *Prellungsöl*.

Blutstillung Ist die Blutung schwer und nicht sofort ein Arzt zur Stelle, können Sie zunächst die betroffenen Körperteile *hochlagern*. Gegen die meisten – auch starken – Blutungen hilft ein *Druckverband*. Dazu die Wunde mit möglichst sterilen Auflagen polstern und eine Mullbinde oder ein Päckchen Taschentücher mit einer elastischen Mullbinde oder Ähnlichem und etwas Druck befestigen. Das Abbinden mit Gürteln oder Tüchern geistert immer noch durch die Köpfe, ist jedoch in den meisten Fällen völlig unnötig und kann eher zu Schäden führen.
Für leichte Blutquellen genügen *Kompressen* (oder auch zusätzlich als Getränk) mit Johannisbeersaft, Majoran-, Odermennig-, Gänsekraut- oder Hirtentäscheltee frisch gekochtem, etwas abgekühltem Wasser (aber so heiß wie möglich) oder Berberitzenbrei.

Nasenbluten Nasenbluten wird durch eine Verletzung der unter der Schleimhaut liegenden Blutgefäße verursacht. Dagegen helfen *Tamponaden* mit Blutwurztinktur, Brennnessel- oder Zitronensaft. *Auch das hilft*: ein Stück Würfelzucker mit Baldriantinktur getränkt, langsam auf der Zunge zergehen lassen oder ein Stück Löschblatt zwischen Obberlippe und Schneidezähne klemmen. Sie können sich auch ein Essigwatteröllchen ins Ohr auf der Seite, aus der es aus der Nase blutet, stecken, oder einmal schnäuzen, dann mit Daumen und Zeigefinger Nase leicht zusammendrücken.
Eine *Auflage* aus einem kalten, nassen Handtuch oder einem Eisbeutel auf den Nacken legen, hilft gut. Dabei aber nicht den Kopf zurücklegen, da ansonsten das Blut in den Rachen läuft (Gefahr des Erbrechens und anderer ernsthafter Risiken, wenn das Blut zum Beispiel in die Luftröhre läuft).

Übelkeit und Erbrechen Versuchen Sie es mit Beifußtee oder *Tee* aus 1 EL frisch geriebene Ingwerwurzel mit 1 EL braunem Rohrzucker über den Tag verteilt trinken. Es hilft auch (Sie sollten allerdings dafür nicht schwanger sein) ½ Glas *Weißwein* mit zerriebenen Zitronenmelisseblättchen zu trinken. Lesen Sie außerdem dazu Seite 121 und 122.

Schluckauf Der berühmte Hicks ... Dabei ist der nichts anderes als eine Einatmungsbewegung, die durch einen plötzlichen Verschluss der Stimmlippen (Teile des Kehlkopfes) unterbrochen wird. Um den Hicks loszuwerden helfen *Eiswürfel*, die Sie mit etwas Salz oder Zucker bestreut auf der Zunge zergehen lassen. *Genauso gut* ist Dillsamentee trinken (1 TL Dillsamen auf ¼ l Wasser), 1 Kanten Brot oder frische Estragonblättchen gründlich kauen.

Tetanus geimpft?
Schauen Sie regelmäßig und im Fall einer Verletzung auch bei kleinen Schrammen oder Schnitten nach Ihrer letzten Tetanusimpfung! Sollte die Grundimmunisierung von drei Injektionen noch nicht abgeschlossen sein oder die Auffrischung länger als 10 Jahre zurückliegen, wäre es ratsam, sich umgehend (nach-)impfen zu lassen! Tetanus, auch Wundstarrkrampf genannt, führt zu Lähmungserscheinungen und Muskelkrämpfen. Nicht selten verläuft eine Tetanusinfektion tödlich!

Fussgel

Fettphase entfällt

Wasserphase
30 g destilliertes Wasser
1 Msp. Gelbildner
5 g Urea

Wirkstoffphase
1 EL Hanföl
1 ML Aloe-Vera-Gel
je 5 Tr. Minze- und Ingweröl
je 1 Tr. ätherisches Öl Bergamotte, Salbei, Limette und Sandelholz
3 g kosmetisches Basiswasser

- Urea im Wasser auflösen
- Wasser mit 1 Msp. Gelbildner verrühren
- restliche Wirkstoffe einrühren
- abfüllen, beschriften, Haltbarkeit ca. 3 Monate

Alte Tricks sind diese: 1 Minuten lang (nicht länger!) in eine Papiertüte ein- und ausatmen oder mit den Daumen die Ohren zuhalten, gleichzeitig Nasenflügel zudrücken und dabei die Backen aufblasen.

Wunde Füsse Zu lange auf den Beinen gewesen? Da tut ein *Fußbad* mit Haushaltsnatron gut: 2 TL auf 5 l angenehm temperiertes Wasser. Ein *Bittersalz-Bad* nach Jimmy Choo (5 EL Bittersalz in warmem Wasser auflösen) wirkt Wunder. *Mein Tipp:* Füße nach einem zehnminütigen Bad gut abtrocknen und anschließend mit einer wirkungsvollen Pflege einreiben, zum Beispiel mit *Fußgel*.

Fieber „Gib mir die Macht, Fieber zu erzeugen, und ich heile dir jede Krankheit“, so angeblich die Worte Parmenides’ eines Arztes, der in der Antike lebte. Tatsächlich hat Fieber eine wichtige Funktion beim Heilungsverlauf von Krankheiten, es reguliert den Wärmehaushalt und mobilisiert die Abwehrkräfte. Man spricht von

- **erhöhter** Temperatur (noch kein Fieber): unter 38 °C (rektal gemessen)
- **mäßigem** Fieber: bis 39 °C (rektal gemessen)
- **hohem** Fieber: über 39 °C (rektal gemessen)

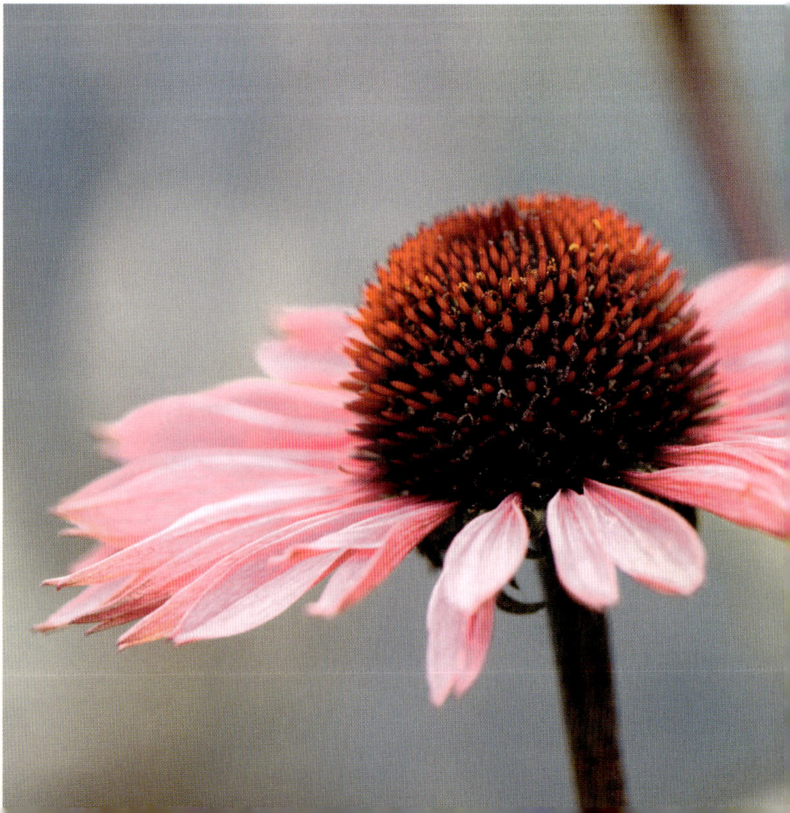

Kinder können sehr leicht sehr hoch fiebern, teilweise bis 41 °C, alte Menschen hingegen leider oft kaum noch und man muss bei ihnen besonders genau hinschauen, wie es ihnen geht. Treten bei Fieber Krämpfe auf, sollten Sie umgehend und unabhängig davon, ob das Fieber nur mäßig ist oder nicht, die Körpertemperatur senken. Spätestens ab 40,5 °C sollten Sie aber ohnehin, auch ohne Krampfneigung, eingreifen. Dabei helfen *kalte Wickel von außen* – um Handgelenk oder Waden gebunden – aus Wasser, Brombeer-, Johannisbeer- oder Holunderbeerensaft, Holunderblütentee, Quark, Buttermilch oder Echinaceatinktur. Auch mit *Wärme von innen* können Sie Fieber entgegenwirken, zum Beispiel mit einem Glas Cayennepfeffertrunk (½ l gekochtes Wasser, 1 EL Honig, 2 Spritzer Zitronensaft, 2 Eigelb, 1 Msp. Cayennepfeffer und 2 EL Sahne), einer Hühnersuppe (Rezepte Seite 55) oder Sie kochen Fiebertee.
Viele schwören auch auf den berühmten *Einlauf* mit zimmerwarmem Kamillentee, warme *Essigsocken* (Socken mit heißem Essigwasser – 1 Teil Essig, 5 Teile Wasser – tränken und dann anziehen, 1–2 weitere Socken drüber ziehen) oder *warme Zwiebelauflage* (mit rohen oder gekochten Zwiebeln) auf die Stirn legen. Stets bewährt haben sich auch *ansteigende Fußbäder*. Dazu müssen Sie die Füße erst bei 35 °C baden, dann heißes Wasser dazugießen.

Fiebertee

4 EL Holunderblüten
2 EL Lindenblüten
1 EL Melisseblätter
1 EL Orangenblüten

- Zutaten in eine Schüssel geben und gut mörsern
- mit kochendem Wasser übergießen
- 20–30 Minuten ziehen lassen
- abgießen
- eventuell mit 2 TL Honig süßen, dreimal täglich möglichst heiß trinken

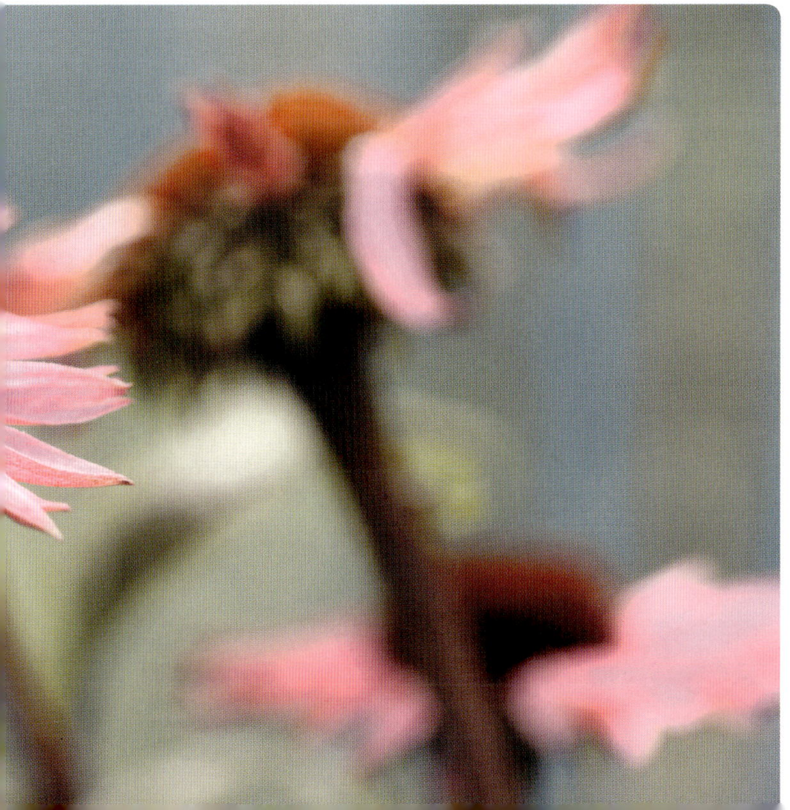

Echinacea – im Deutschen Purpur-Sonnenhut genannt – blüht oft in Gärten.

Für Haut, Haar und Nägel

Die Haut ist das größte Organ des Menschen, dementsprechend liebevoll und sorgsam sollten wir sie behandeln. Auf den jeweiligen Typ abgestimmt oder für bestimmte Bedürfnisse ausgewählt, können viele Pflanzen die Pflege und Heilung unterstützen.

Gutes für die Haut – kleine Pflanzenkunde

müde Haut	Apfel, Baldrian, Borretsch, Chinabaum, Enzian, Esche, Sellerie, Ginseng, Hafer, Heidelbeere, Holunder, Johanniskraut, Kamille, Löwenzahn, Lorbeerblätter, Melisse, Rosmarin, Schafgarbe, Sanddorn, Sellerie, Tausendgüldenkraut, Weißdorn, Wegwarte, Wermut, Ysop
sanfte Abhärtung der Haut	Brennnessel, Hagebutten, Sanddorn, Schafgarbe, Tausendgüldenkraut, Wacholder, Wirsing
Akne	Birke, Brennnessel, Brunnenkresse, Kamille, Wegwarte
reife Haut	Ginseng, Knoblauch, Löwenzahn, Wirsing, Weißdorn
blasse Haut	Johannisbeeren (schwarze), Kirschen, Nüsse
Augenpflege	Augentrost, Dill, Eibisch, Eiche, Himbeere, Königskerze, Leinkraut, Tausendgüldenkraut
sensible und irritierte Haut	Anis, Hafer, Hauhechel, Hopfen, Johanniskraut, Kalmus, Kamille, Klette, Lavendel, Löwenzahn, Sauerdorn, Schafgarbe, Stiefmütterchen, Thymian
unreine Haut	Alant, Birke, Brennnessel, Brombeere, Beinwell, Brunnenkresse, Eiche, Frauenmantel, Goldrute, Klette, Kamille, Knoblauch, Lavendel, Löwenzahn, Paprika, Queckenwurzel, Salbei, Sellerie, Stiefmütterchen, Thymian, Wegwarte, Walnussblätter, Wacholder, Wasserdost, Zwiebel
brennende Haut	Apfel, Brennnessel, Eibisch, Hauswurz, Holunder, Huflattich, Johanniskraut, Klette, Calendula, Spitzwegerich, Taubnessel
entzündete Haut	Arnika, Brennnessel, Bärlapp, Beinwell, Eiche, Eibisch, Hauswurz, Huflattich, Kamille, Klette, Königskerze, Lein, Mariendistel, Odermennig, Salbei, Schafgarbe, Wirsing, Zwiebel

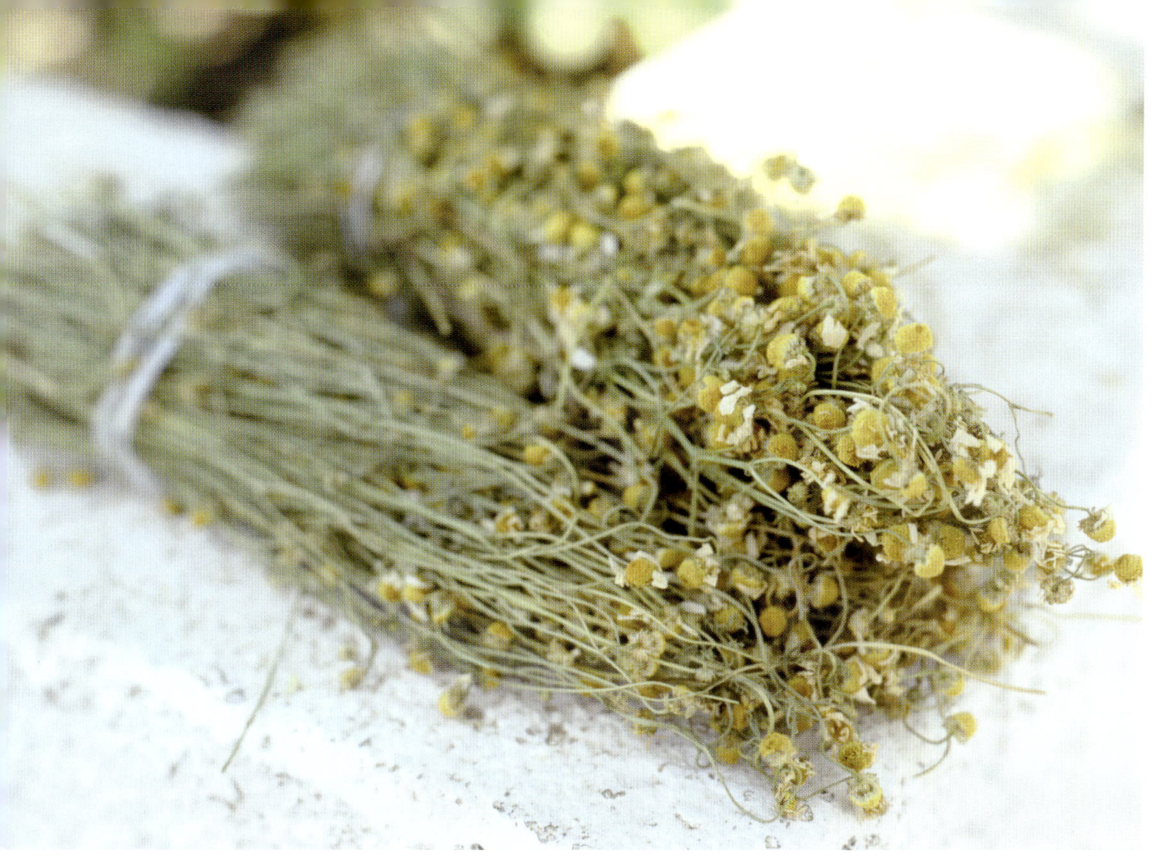

Kamille hilft gegen verschiedene Hautprobleme.

Ekzeme	Apfel, Birke, Brennnessel, Beinwell, Brombeere, Brunnenkresse, Hauhechel, Hauswurz, Himbeere, Kamille, Klette, Löwenzahn, Malve, Odermennig, Stiefmütterchen, Wacholder, Wegwarte, Zinnkraut
narbige Haut	Beinwell, Johanniskraut, Kamille
geschwollene Haut	Eiche, Hafer, Huflattich
für Schleimhäute	Kamille, Quitte
schorfige Haut	Brennnessel, Kamille, Klette, Odermennig, Wegwarte
schweißige Haut	Hafer, Eiche, Kamille, Salbei, Weide, Brennnessel, Kamille, Klette, Odermennig, Wegwarte
bei Pilzbefall	Hafer, Eiche, Kamille, Weide
raue Haut	Gerste, Lein, Schafgarbe
sonnenverbrannte Haut	Johanniskraut, Rosskastanie
hornige Haut	Augentrost, Breitwegerich, Hauswurz, Schöllkraut, Zwiebel
Insektenstiche	Anis, Eibisch, Hauswurz, Knoblauch, Salbei, Zwiebel
juckende Haut	Eiche, Kamille, Stiefmütterchen

Zugsalbe

5 g Lanolin
15 g Leinöl
10 g Bienenwachs
5 g Lärchenharz
5 g Kiefernharz
5 g Arnikaextrakt
5 g Calendulaextrakt
1 Tr. Antiranz

- Fette und Harze schmelzen
- Extrakte und Antiranz untermischen
- Salbe abfüllen, beschriften, Haltbarkeit ca. 6 Monate

Eingewachsene Nägel, Nagelbettentzündungen Entzündungen an den Nägeln sind besonders schmerzempfindlich, da an den Kuppen sehr viele Nervenenden versammelt sind. Abhilfe schafft das *Baden* in möglichst sehr heißem Salzwasser (1 TL auf 100 ml Wasser) – oder in Seifenwasser (aus Kern- oder Schmierseife) oder Olivenöl. Auch ein *Honigpflaster* nimmt die Qual, genau wie eine *Auflage* aus einem blanchierten Kohlblatt (in kochendem Wasser eine Minute garen, dann kalt abschrecken) oder eine selbst gemachte *Zugsalbe*.

Akne und Pusteln Lesen Sie dazu auf Seite 109.

Entzündungen aller Art Entzündete Wunden sollten feucht behandelt werden (Feuchtigkeit ist die Grundlage für neues gesundes Zellwachstum), die Heilung soll stimuliert und eine weitere Infektion der Hautbereiche verhindert werden. Daher helfen *Auflagen* mit möglichst warmem Maisbrei, Borretsch- oder Auberginenbrei, Sauerkraut, frischem Tomatensaft, Kurkuma- oder Hagebuttenschalentee.

Lippenblasen, Fieberbläschen und Herpes Gegen die lästigen Bläschen an der Lippe gibt es einige natürliche Hilfen zum *Auftragen*: Zahnpasta (am besten über Nacht), Zinksalbe (Rezept Seite 103), Honig, Salzpaste (je

Für Lippenstifte die geschmolzenen Fette einfach in leere Stifthülsen füllen.

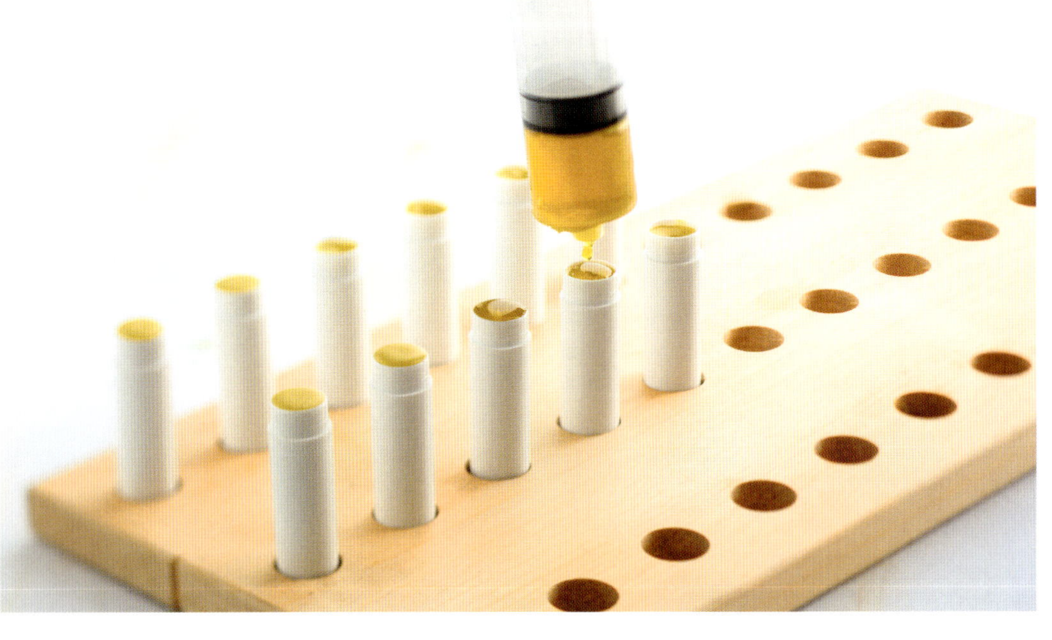

½ TL Salz und Wasser), Franzbranntwein, Kräuter-Absud (je ½ TL Thymian, Oregano, Weidenrinde und Kamille), Salbei- oder Teebaumöl, Grünkohlsaft oder Echinaceatinktur. *Wechselkompressen* mit sehr heißem und eiskaltem Wasser schaffen Linderung (im Wechsel damit stark auf die Bläschen drücken), ebenso *Eiskompressen* und das *Anti-Herpes-Notfall-Wachs*. *Vorbeugend* hilft auch ein Lippenpflegestift mit Johanniskraut.

Eingerissene Lippen Unangenehme Risse an den Mundwinkeln können Sie selbst behandeln.
Dafür sollten Sie die Stellen einfach immer wieder *mit Honig betupfen* und natürlich nicht alles sofort wieder ablecken.
Auch *Vitamin-B-reiche Kost* wie zum Beispiel viel Milch, Käse, Fleisch, Eier, Leber, Vollkornprodukte, Nüsse, Hefe und Bananen schafft Abhilfe.

Ekzeme, trockene Haut, Neurodermitis und Schuppenflechte Viele Menschen, die bereits einen langen und mühsamen Leidensweg durch diverse Hautarztpraxen hinter sich haben, landen irgendwann bei den altbewährten Hausmitteln, die endlich helfen.
Generell sollten Sie auf eine *gesunde Lebensweise* achten: Fastfood aller Art meiden, wegen der darin enthaltenen Farb-, Duft- und Konservierungsstoffe, viel Bewegung und frische Luft.
Umschläge oder Kompressen mit Brei helfen akut, wenn es juckt, quaddelt, brennt oder einfach nur weh tut. Nehmen Sie dafür einen Brei aus 1 geraspelten Apfel und 1 geraspelten Möhre, kaltem Schwarzwurzelgemüse, Haferflocken (Haferflocken mit kochendem Wasser übergießen, abkühlen lassen), warmen gekochten Spinatblättern, Apothekerrose, Heilerde (Wasser mit Heilerde 1:1 mischen) zerstampften Vogelmierenblättchen, frischen Tabakblättern, Vollweizenmehl (Wasser und Mehl 1:1) oder Glycerin mit Honig und Zitronensaft (Glycerin, Honig, Zitronensaft 1:1:1 mischen).
Auch *Kompressen oder Einreibungen* mit Mischungen aus Nachtkerzen-, Sanddorn- und Borretschsamenöl helfen, ebenso mit Schwarz- oder Rooibostee, den Absuden von Quendel, Zaubernuss, Königskerze oder Stiefmütterchen. Auch Rosenwasser, Saure Sahne und Butter tun gut. Ebenso hilft die Einnahme des *Schwedenbitters* (Rezept Seite 69).
Lieben Sie *Bäder*? Dann machen Sie sich ein lauwarmes Vollbad, max. 10 Minuten, mit je einem Glas Olivenöl und Milch (mit mindestens 3,5 % Fett) oder ein Bad mit Weizenkleie und 2 Tassen Eichenrindenextrakt, ein Vollbad in Stutenmilch, ein Meersalzbad oder ein Bad mit Apfelessig (¼ l auf ein Vollbad). Eine besondere Wohltat ist ein Honig-Buttermilchvollbad.

Anti-Herpes-Notfall-Wachs

4 g Bienenwachs
2 g Mandelöl
4 g Kakaobutter
je 3 Tr. Minze-, Kamillen- und Melissenöl

- alle Fette schmelzen
- in eine leere und saubere Lippenstifthülse füllen, fest werden lassen

Sobald das Kribbeln an den Lippen anfängt, häufiger auftragen.

Lippenpflegestift mit Johanniskraut

5 g Sheabutter
5 g Mandelöl
5 g Bienenwachs
2 Tr. Honig
2 Tr. Johanniskrautöl

- Fette schmelzen
- Honig, Johanniskrautöl und eventuell 2 Tr. Lebensmittelaroma einrühren
- in ein Döschen oder eine leere und saubere Lippenstifthülse füllen, fest werden lassen

Basispflegecreme

Fettphase
1 EL Mangobutter
1 EL Ceralan
25 g Mandelöl
25 g Jojobalöl
1 TL Tegomuls

Wasserphase
60 g destilliertes Wasser

Wirkstoffphase
5 Tr. Da Zao
1 Msp. Allantoin
5 Tr. D-Panthenol
3 g kosmetisches Basiswasser

Kräutercreme

Fettphase
7 g Borretschöl
13 g Avocadoöl
5 g Traubenkernöl
4 g Sheabutter
5 g Ceralan
4 g Tegomuls

Wasserphase
25 g destilliertes Wasser
25 g Absud aus 2 EL Mönchspfeffer

Wirkstoffphase
5 Tr. Johanniskrautöl
1 Msp. Allantoin
3 g kosmetisches Basiswasser

Blutreinigender Tee

je 2 EL Schlehdorn, Brennnessel, Zinnkraut und Birkenblätter
je 1 EL Walnussblätter, Fenchelsamen und Scharfgarbe
1 Knoblauchzehe gehackt
5 Wachholderbeeren
1 l Wasser

- Pflanzenteile überbrühen
- 10 Minuten ziehen lassen
- abseihen
- zum Süßen eventuell 1 TL Honig in den Tee rühren

Dazu nehmen Sie 3 große Becher Buttermilch (Molke geht auch), 4 EL Honig, 20–30 Tr. Lavendelöl und geben alles zusammen ins Wasser.
Kuren von innen helfen dem ganzen Organismus zu gesunden. Dazu trinken Sie 4 Wochen lang täglich, je nachdem, welche Geschmacksrichtung Sie bevorzugen:

- 3–4 Gläser Meerwasser
- 1 EL Bierhefe in 1 Glas Grantapfelsaft aufgelöst
- 1 Portion Sauerkrautsaft
- 2–3 Tassen Johannisbeer- oder Hagebuttentee
- 2–3 Tassen Blutreinigungstee

Die Volksmedizin schwört bei Neurodermitis, Schuppenflechte oder Ekzemen auf: zweimal am Tag Einreiben mit Eigenurin oder „morgens Spucke, abends Ohrenschmalz drauf".
Egal, ob Sie das ausprobieren wollen oder nicht, manchmal dauert es, bis man „seine" richtige Rezeptur gefunden hat. Probieren Sie daher auch aus, ob eine der Cremes auf dieser und den nächsten Seiten (Schritt-für Schritt-Anleitung Seite 18) für Sie infrage kommen könnte.

B12-Fluid

Fettphase
45 g grünes Avocadoöl
7 g Emulsan II
3 g Tegomuls
2 g Cetylakolhol

Wasserphase
100 g destilliertes Wasser
1 Msp. Zitronensäure

Wirkstoffphase
1 Vitamin-B12-Ampulle
5 g kosmetisches Basiswasser

Heilsalbe mit Calendula- und Johanniskrautöl

Fettphase
5 g Bienenwachs
je 50 g Jojoba- und Mandelöl

Wasserphase
100 g destilliertes Wasser

Wirkstoffphase
3 Tr. Vitamin E
1 g Zinkoxid
1 g Allantoin
10 Tr. Calendulaöl
5 Tr. Johanniskrautöl
5 g kosmetisches Basiswasser

Zinkpaste mit Kamille

Fettphase
5 g Sheabutter
2 g Cetylalkohol
5 g Lanolin
4 g Emulsan II
10 g Mandelöl
10 g Aprikosenkernöl
½ ML Lecithin super

Wasserphase
70 g destilliertes Wasser

Wirkstoffphase
1 g Bisabobol
1 Msp. Zinkoxid
10 Tr. Arnikaöl
1 ML Kamillenextrakt
18 Tr. Paraben K

Creme hilft gestresster Haut sich zu beruhigen.

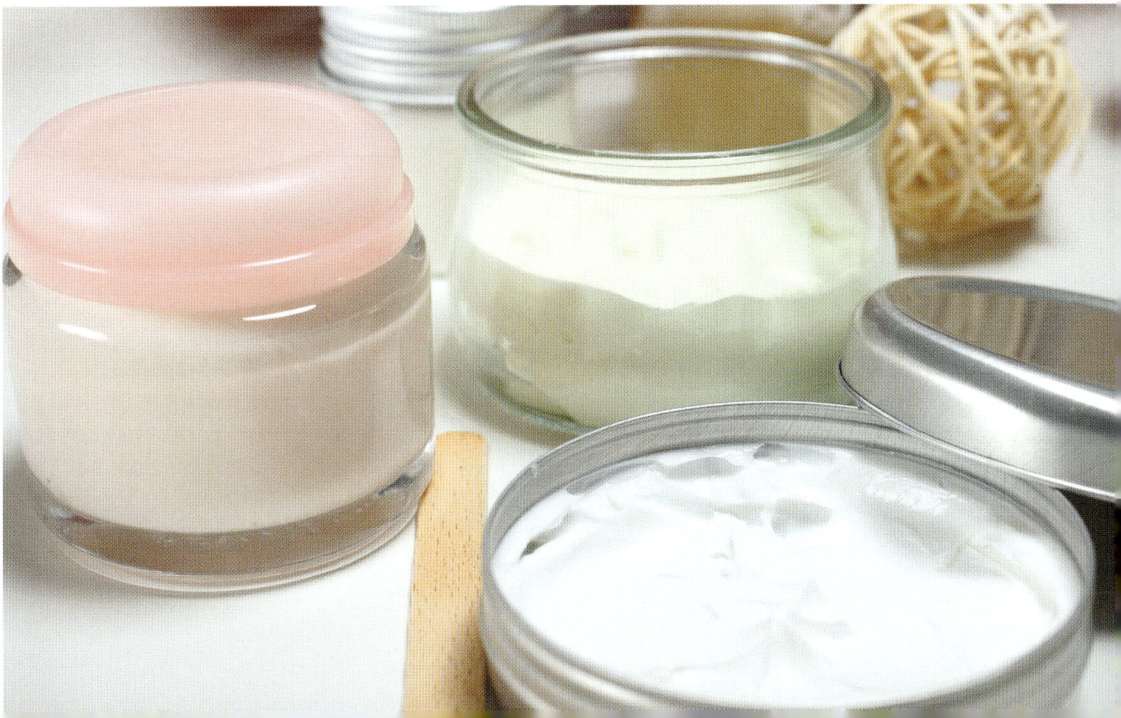

„Bibelsalbe“ mit 12 Ölen aus der Heiligen Schrift
In der Heiligen Schrift finden sich immer wieder Stellen, die auf Öle hinweisen, die als Heilmittel eingesetzt wurden. Für die „Bibelsalbe“ sind 12 Öle ausgewählt, die für Hautprobleme mit besonderer Heilwirkung beschrieben sind. Diese Salbe ist ein absoluter Allrounder und hilft beispielsweise gegen Pickel, Lippenbläschen, Schrunden, Wunden, Warzen, Hautpilze, Furunkel, Ekzeme und nimmt einen positiven Einfluss auf die Narbenbildung.

„Bibelsalbe“ mit 12 Ölen

Fettphase
10 g Kokosöl
10 g Bienenwachs oder Ceralan
6 g Emulsan II
2 g Cetylalkohol
22 g Olivenöl

Wasserphase
50 g destilliertes Wasser

Wirkstoffphase
je 2 Tr. der 12 beschriebenen Öle
5 g kosmetisches Basiswasser
1 Msp. Zinkoxid

Galbanum: wirkt entzündungshemmend und gegen Faltenbildung
Myrrhe: hilft bei Ekzemen und entzündlicher Haut
Myrte: wirkt positiv stimulierend und beruhigend
Narde: wirkt beruhigend, antibakteriell, pilz- und entzündungshemmend
Sandelholz: wirkt beruhigend, gegen Herpes und bei irritierter Haut
Styrax: Harzgummi, wirkt entzündungshemmend, antiseptisch, beruhigend, bei Ekzemen, Schuppenflechte, Akne, Erfrierungen und Verbrennungen
Weihrauch: aus dem Harz des Weihrauchbaumes destilliert, wirkt entspannend, entzündungshemmend und besonders heilungsfördernd bei Narben
Ysop: wirkt antiviral, antibakteriell und entzündungshemmend
Zedernholz: wirkt beruhigend, bei Ekzemen und Akne
Zimt: gehört zur Familie der Lorbeerbaumgewächse, wirkt entzündungshemmend, gegen Pilzinfektionen, antiviral und antibakteriell
Zistrose: wirkt antibakteriell und regt die Heilkräfte der Zellregeneration an
Zypresse: wirkt entzündungshemmend

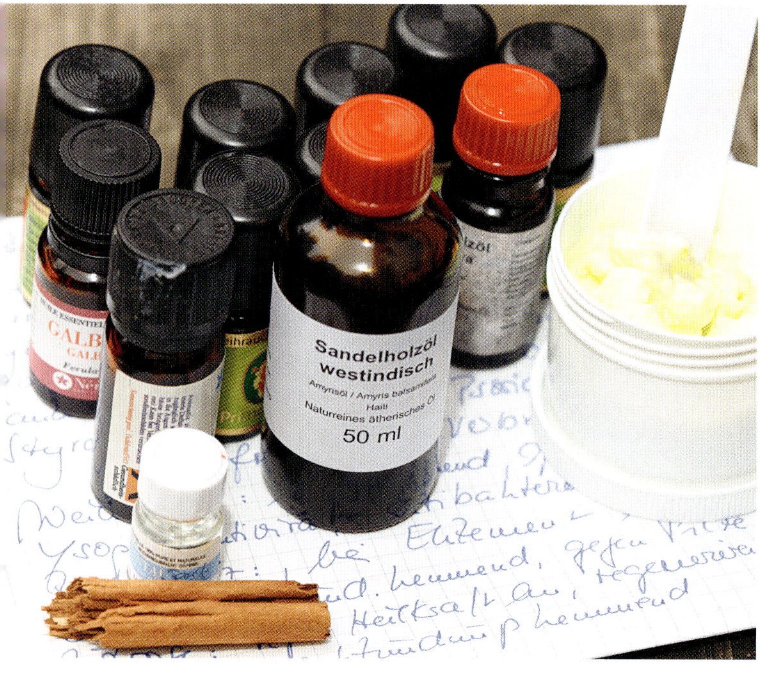

In die Bibelsalbe kommen 12 wertvolle ätherische Öle.

Creme mit 3 Ölen aus dem Regenwald

Fettphase
15 g Andirobaöl
15 g Copaibaöl
15 g Paranussöl
5 g Kakaobutter
5 g Cetylalkohol
5 g Emulsan II
1 ML Fluidlecithin Super

Wasserphase
60 g destilliertes Wasser

Wirkstoffphase
1 ML Aloe-Vera-Gel
12 Tr. Paraben K
6 g kosmetisches Basiswasser

Öle aus Paranuss, dem Samen des Andirobabaumes und eines Balsams, das der Copaibabaum abgibt, ergeben eine desinfizierende Creme. Sie hilft auch bei eitrigen Infektionen, Geschwüren, Prellungen, Schwellungen und beeinflusst die Narbenbildung positiv.

Die Bachblüten-Notfallsalbe

Fettphase
30 g Jojobaöl
5 g Bienenwachs
5 g Lanolin
10 g Mangobutter

Wasserphase
50 g destilliertes Wasser

Wirkstoffphase
5 Tr. Paraben K
je 2 Tr. der Bachblüten-Notfalltropfen-Mischung:
Star of Bethlehem (gegen Schock und Betäubung)
Rock Rose (gegen Panikgefühle)
Impatiens (gegen mentalen Stress und Spannung)
Cherry Plum (gegen die Angst, die Kontrolle zu verlieren)
Clematis (gegen Ohnmacht)

Ausgleichende, beruhige und harmonisierende Creme.

Holunderblüten-Haarwasser

je 3 Tr. Rosmarin- und Johanniskrautöl
je 25 g Holunderblüten, Eichenrinde, Birkenblätter und Stiefmütterchen
1 EL Fenchelsamen
10 g kosmetisches Basiswasser
2 g Salz

- aus den Pflanzenteilen Absud (s. Seite 8) kochen, insgesamt 100 ml
- restliche Zutaten dazurühren, gut vermischen
- abfüllen, beschriften, Haltbarkeit ca. 3 Monate
- vor dem Auftragen gut durchschütteln

Kopfjucken Klären Sie zunächst ab, woher das Jucken kommt (Läuse, Schuppen oder Ähnliches) und behandeln Sie entsprechend.

Es hilft zudem, die Stellen mit *Babypuder* zu bestäuben, mit *Eiswasser* zu kühlen oder über Nacht *Hafermehl* einzumassieren (morgens abspülen). Auch eine *Bananenbreimaske* (1 Banane mit je 1 EL Kamillenblütentee, Schlagsahne und Joghurt) wirkt Wunder: 30 Minuten einwirken lassen, dann mit lauwarmem Wasser abwaschen. Gönnen Sie sich zudem *regelmäßige Haarspülungen oder Packungen* mit Melissen- oder Ingwertee, warmer Kamillen-, Stiefmütterchen-, Holunderblüten- oder Vogelmierenessenz, Tanninhaltigem wie Bier, Wein oder Schwarztee. Auch *Holunderblüten-Haarwasser* hilft.

Krähenfüsse Keiner will sie, jeder kriegt sie, irgendwann jedenfalls. Sie sollten sie – trotz des Namens, den sie nicht verdient haben – einfach lieben lernen, weil sie zum eigenen Gesicht und der eigenen Geschichte gehören und das gelebte Lachen zeigen. Wenn Sie sich dennoch etwas krähenfüßeminimiert besser fühlen, probieren sie 1- bis 2-mal die Woche eine *Maske* aus 2 EL Eiweiß und Kaffeesatz (so viel dazugeben, damit es einen Brei ergibt).

Schnelle Hilfe bei Krähenfüßen: eine straffende Kaffeesatzmaske.

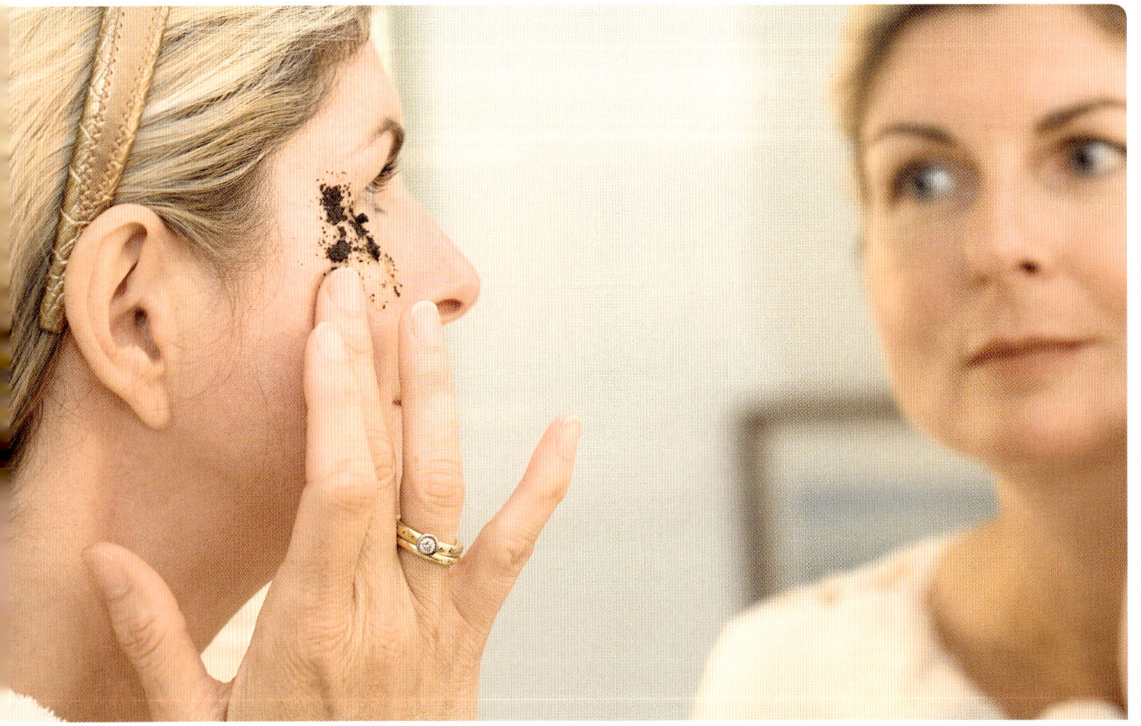

SCHWITZEN Wer stark schwitzt, hat es nicht leicht, seien es auch nur kleine olfaktorische oder visuelle Problemchen. Wenn Sie zu den Menschen gehören, die sich ständig gegen den eigenen Schweißgeruch erwehren müssen, stellen Sie sich eine *Salbei-Flüssigseife* her.
Auch das beugt der Schweißbildung vor: Regelmäßige *Waschungen* mit Essigwasser (2 EL Essig auf 1 Tasse Wasser) oder Bockshornsamenklee-Dekokt, *Vollbäder* mit einem Absud von Blättern aus Eichenrinde, Hasen-Klee und Wiesen-Klee, einmal täglich *Rucolasamentee* trinken.
Zudem sollten Sie generell Gebratenes oder Gebackenes, Zwiebeln, Knoblauch und Curry vom *Speiseplan* streichen und stattdessen viel Dunkelgrünes essen wie zum Beispiel Spinat, Brokkoli, Mangold oder Kräuter.
Zudem: Benutzen Sie eine Deocreme (Schritt-für Schritt-Anleitung Seite 18), einen Deo-Stick oder Alaunstein. Wer kein Deo verwenden möchte, dem kann auch Haushaltsnatron helfen. Wie Puder in den Achselhöhlen auftragen.

Salbei-Flüssigseife

1 Stück einfache Haushaltsseife
200–400 g abgekochtes und abgekühltes oder destilliertes Wasser (je nachdem, wie flüssig die Seife werden soll)
3–4 EL Mandelöl
je 10 Tr. Salbei- und Teebaumöl
1 Handvoll Salbeiblätter, frisch oder getrocknet

- Seife auf einer Haushaltsreibe fein raspeln
- in ein hohes Gefäß füllen
- alle weiteren Zutaten dazugeben
- mit dem Pürierstab die Masse glatt rühren
- Seife in einen Seifenspender umfüllen

Deocreme mit Kieselsäure

Fettphase
10 g Walnussöl
5 g Tegomuls
15 g Kakaobutter
2 g Cetylalkohol
2 g Bienenwachs

Wasserphase
50 g Salbeitee

Wirkstoffphase
5 g Kieselsäure
½ ML Zinkoxid
5 g Odex (natürlicher Schweiß- und Geruchshemmer)
8 Tr. Duft nach Wahl
5 g kosmetisches Basiswasser

Im Kühlschrank etwa 3 Monate haltbar.

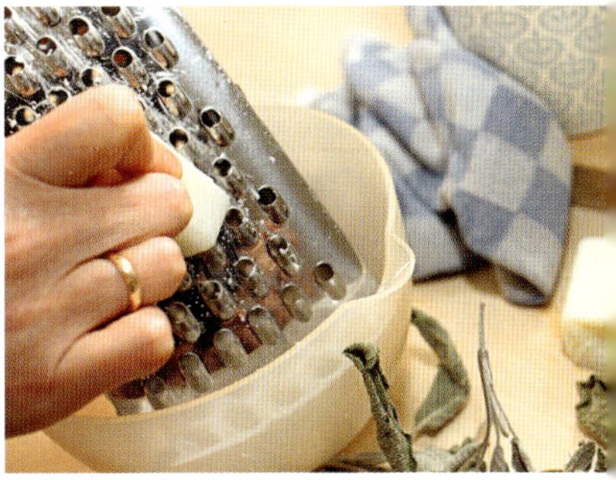

Haushaltsseife raspeln.

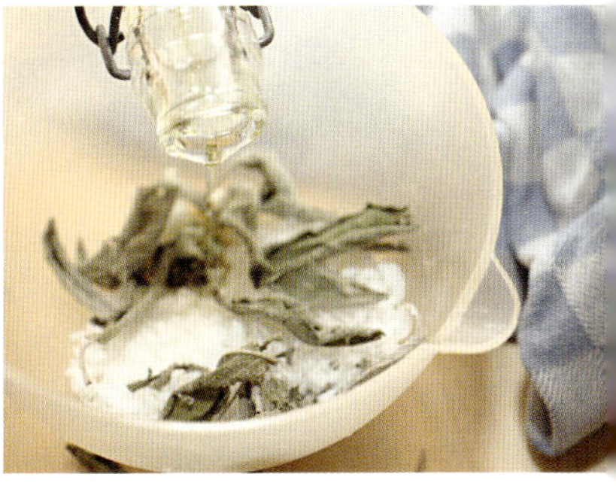

Salbei, Wasser und Öle zugeben, dann pürieren.

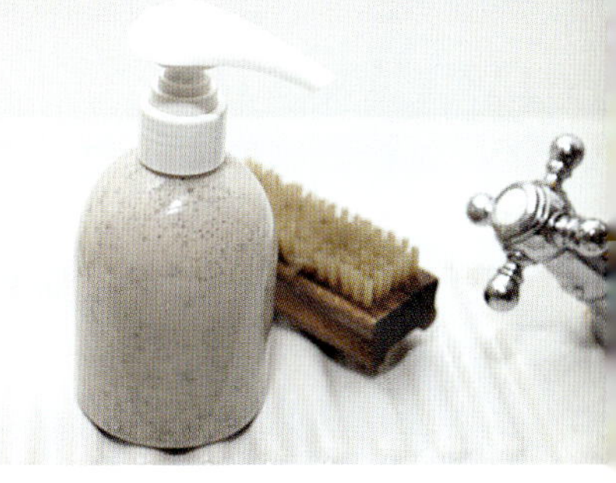

So haben Sie die Seife immer griffbereit.

Gerstenkorn und Hagelkorn Ein Gerstenkorn ist eine schmerzhafte und meist eitrige Entzündung der Drüsen der Augenlider und wird durch Bakterien hervorgerufen. Die Haut ist gerötet und geschwollen und dabei sehr druckempfindlich. Das Hagelkorn ist eine Entzündung, die von einem Sekretstau in einer Talgdrüse im Augenlid verursacht wird und zu einem Knötchen führt.
Um beides zu bekämpfen, sollten Sie das Korn einige Tage mit *Morgenspucke* bestreichen (es muss aber die Spucke vor dem ersten Schluck, der getrunken wird, sein), mehrmals täglich mit *Lavendel-Honigmilch* (je 2 Tr. Honig und Lavendelöl mit 1 EL Milch vermischen), *Holunderblüten- oder Majorantee* betupfen oder möglichst heißen *Kartoffelbrei* drauf streichen.

Geschwollene, entzündete und müde Augenlider Was auch immer die Ursache sein mag, Schlafmangel, Wassereinlagerungen, Allergien, reichlich Alkoholgenuss oder zu salzige Leckereien.
Dagegen hilft, die Augen mit *Morgen- oder Rosentau* benetzen oder frisch aufgeschnittene *Gurken- oder Zitronenscheiben*

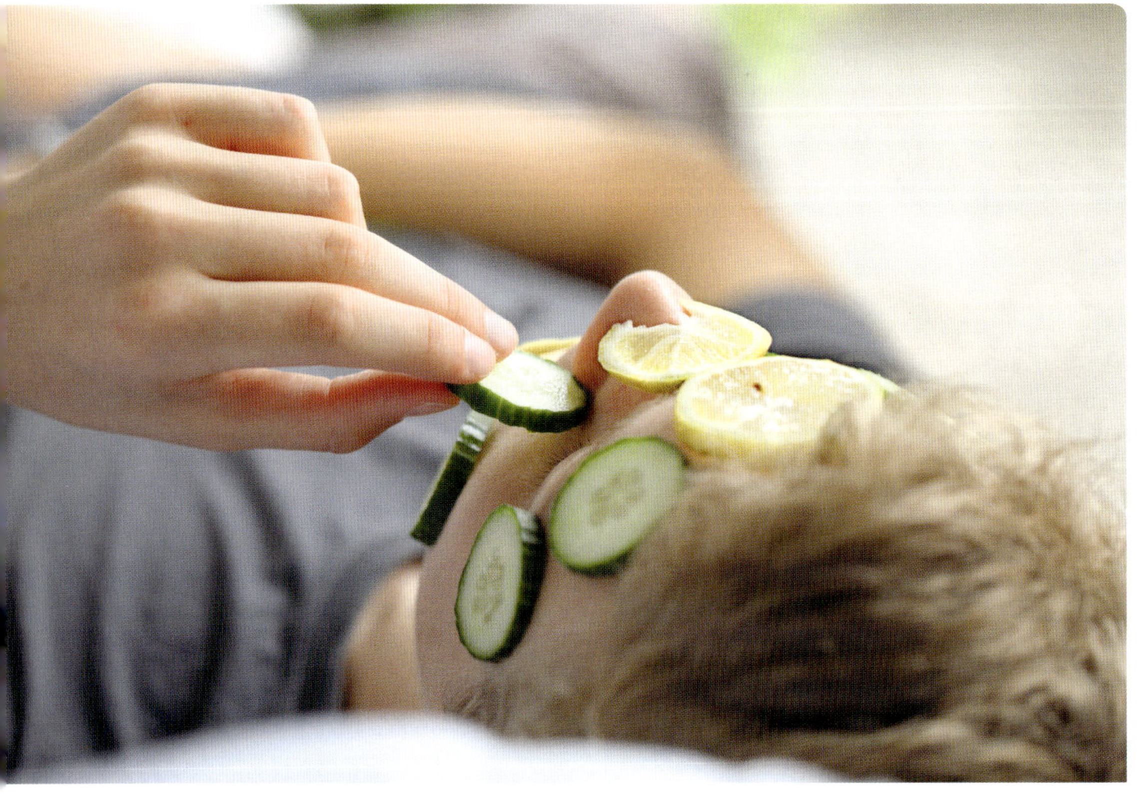

Bei geschwollenen Lidern helfen Gurken- und Zitronenscheiben.

(*Achtung:* Augen geschlossen halten, sonst brennt's!) auflegen. Wirkungsvoll sind auch *Auflagen* von abgekühlten Schwarzteebeuteln, warmen Bratapfelscheiben, gedünsteten Kopfsalatblättern, eiskaltem Kalbsschnitzel oder warmen Eihälften von gekochten Eiern (ohne Eigelb). Auch *Pads* mit Petersilienwurzel- oder Bendiktenkrautabsud, Schwarzkümmelsamen-, Malvenblüten-, Portulak-, Fenchel-, Rosenblüten-, Spitzwegerich-, Kerbel-, Melissen-, Schwarz- oder Calendulatee, warmer frischer Milch, Selleriesaft oder Eiswasser helfen ebenso wie *heiße Kompressen* mit einem Sud aus ½ TL Honig, ½ l gekochtem Wasser und einigen zerdrückten Gänseblümchen. Auch spülen mit einem *Absud* von je 1 TL Augentrost, Bendiktenkraut, Malven- und Rosenblüten (durch ein Kaffeefilterpapier sieben, damit keine noch so winzigen Pflanzenteilchen zurückbleiben!) hilft.

TRÄNENSÄCKE Haben Sie zu wenig Bewegung oder zu wenig Schlaf? Stress? Rauchen Sie? Haben Sie zu viel Alkohol getrunken? Oder müssen Sie sich aufs Älterwerden einstellen? Die Haut um die Augen herum verrät alles.
Generell sollten Sie darauf achten, dass Sie genügend alkohol- und zuckerfreie Flüssigkeiten zu sich nehmen. *Auflagen* mit Schwarz- oder Grüntee, Quark (ca. 20 Minuten) oder rohem Karottenbrei tun gut, ebenso eine *Augencreme* mit Urea (Schritt-für Schritt-Anleitung Seite 18).

VEREITERUNGEN, FURUNKEL UND ABSZESSE Ein Abszess ist eine umkapselte Eiteransammlung in entzündetem Gewebe. Unter einem Furunkel versteht man eine tiefe, schmerzhafte Entzündung des Haarbalgs und oft auch des umliegenden Gewebes. Besonders häufig kommen sie an Körperstellen wie Gesäß, Gesicht und Rücken vor.
Helfen können *Bäder* in heißer Kern- oder Schmierseifenlauge, die das Gewebe aufweichen. Anschließend die Wunde mit Kamillenabsud reinigen und desinfizieren. Auch *Umschläge* mit Salbei-, Malvenblätter- oder Zinnkrauttee tun gut, genau wie *Wickel* mit heißer Milch, einer Paste aus einem Stück gut gekautem Vollkornbrot und einer gehackten Zwiebel, Bockshornklee- oder Leinsamenbrei (100 g Samen mit 100 ml Wasser weich kochen), zweimal täglich 20 Minuten Kohlblätter mit frischer Sahne (im Verhältnis 2:1 püriert), Holunderblätter-Kamillenblüten-Essigbrei (je 1 Handvoll Holunderblätter und Kamillenblüten zerstampfen und mit 2 EL Essig zu Brei mischen), Gänseblümchenabsud, Propolistinktur, Knoblauch-Essigbrei (1 EL Essig mit 3 zerquetschten Knoblauchzehen vermischen), Calendula-Salbei-Salbe (Rezept Seite 132) oder Schwarzkümmelölmischung.

AUGENCREME MIT UREA

FETTPHASE
½ TL Tegomuls
30 g Jojobaöl
5 g Ceralan

WASSERPHASE
40 g destilliertes Wasser
1 Msp. Urea

WIRKSTOFFPHASE
2 Tr. D-Panthenol
2 Tr. Bisabobol
5 Tr. Augentrosttinktur aus kosmetischem Basiswasser
4 Tr. Paraben K

Im Kühlschrank ca. 3 Monate haltbar.

SCHWARZKÜMMELÖL-MISCHUNG

50 g Basisöl aus gleichen Teilen Mandel- und Avocadoöl
10 g Schwarzkümmelöl
10 g Teebaumöl

- alles mischen
- dunkel und kühl aufbewahren

Das Geheimnis der Kamille

Kamillenblüten gehören seit jeher in jede Hausapotheke und nun haben englische Forscher die medizinische Wirkung wissenschaftlich bestätigt. In Urinproben von Kamillenteekonsumenten fanden sie sowohl Hippursäure (wirkt antibakteriell, zeigt eine Muskeln entspannende und beruhigende Wirkung) als auch Glycin (Aminosäure, der man beruhigende, entspannende und entkrampfende Wirkungen nachsagt). Die erhöhten Werte beider Stoffe waren auch 2 Wochen später noch nachweisbar.

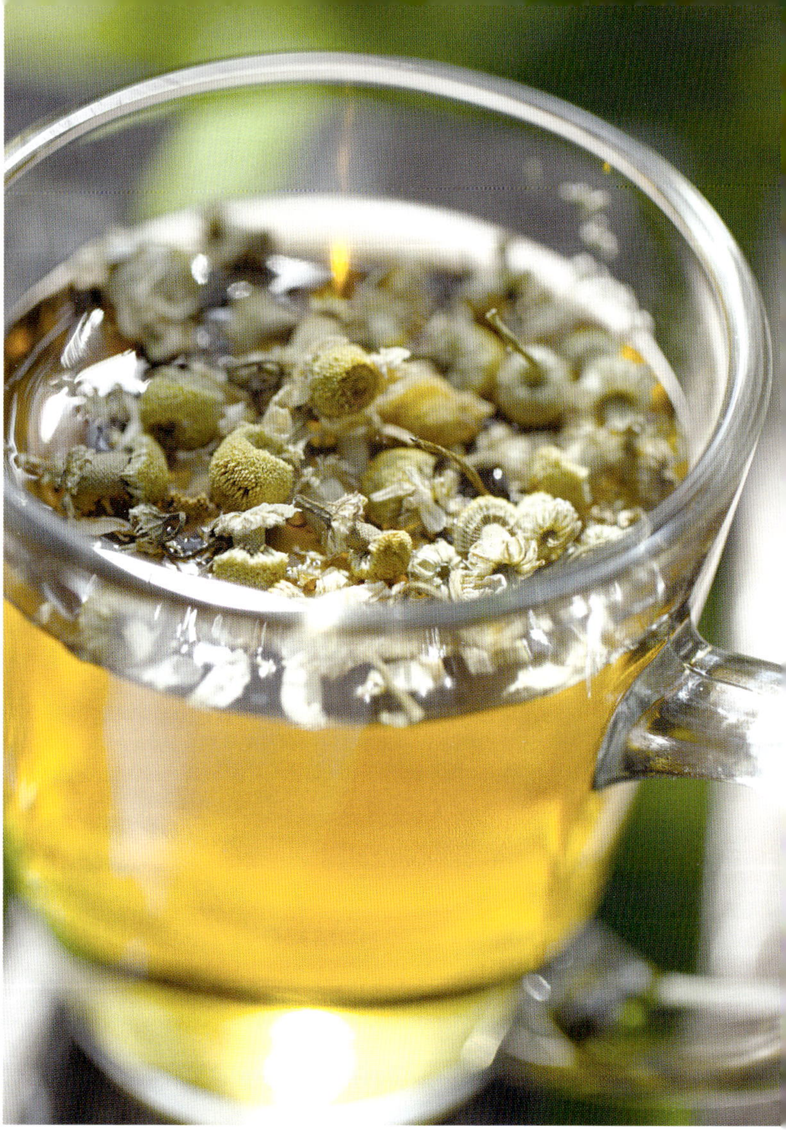

Kamillentee – der Klassiker der Hausmedizin schlechthin.

Auch ein *Steinölsalbenpflaster* hilft den Eiter herauszuziehen. Aus dem Öl des Ölschiefers gewonnen, ist das Steinöl Bestandteil alter Heilmittelkultur und wird gern bei entzündeter Haut, zur Förderung positiver Narbenbildung oder als Zugsalbe in Cremes eingearbeitet.

Offene Beine Genau genommen handelt es sich meist um die Unterschenkel, welche offene, meistens nässende Wunden vorweisen, die partout nicht heilen wollen.
Doch das hilft: Quarkwickel, Umschläge mit einem Absud von Zaubernuss, Calendula, Zaunwinde, Bockshornkleesamen, Arnika, Eichenrinde oder Walnussblättern und täglich 5 Walnüsse essen.

SCHRUNDEN Bei schrundiger Haut an Füßen und Händen (gemeint ist ein Riss in der Haut) machen Sie zunächst einmal ein *Kern- oder Schmierseifebad*. Für die anschließende Pflege sollten Sie sich eine *Schrundensalbe* zulegen.

HAUTPILZ Hautpilze sind vor allem an Nägeln, Zehen und Hornstellen zu finden. Sie äußern sich durch Jucken, sind oftmals gerötet und schuppig oder zeigen nässende Bläschen. *Nicht kratzen* ist das oberste Gebot, um die Übertragung auf andere Körperbereiche zu verhindern. Zudem kann es sonst auch passieren, dass durch kleine Wunden und Hautrisse der Pilz in tiefere Schichten vordringen kann.
Sie können zum einen den Juckreiz bekämpfen und zum andern den Pilz. Probieren Sie es mit *Bädern* in Eichenrindenabsud, 10 Minuten täglich, bis der Pilz verschwunden ist. Auch *Umschläge oder Kompressen* können helfen mit Salbeitee, Teebaumöl, Naturjoghurt, Backpulver (Backpulver und etwas warmes Wasser zu einer Paste verrühren), jeweils täglich mehrmals für 10–15 Minuten auftragen, dann mit warmem Wasser abspülen, oder nehmen Sie *Oreganosalbe* (Schritt-für Schritt-Anleitung Seite 18).

STEINÖLSALBE

FETTPHASE
20 g Steinöl
20 g Bienenwachs
10 g Lanolin
10 g Jojobaöl

WIRKSTOFFPHASE
3 Tr. Antiranz
1 g Vit. E

- Fettphase schmelzen
- Antiranz und Vitamin E einarbeiten
- abfüllen, verschließen und kühl lagern

SCHRUNDENSALBE

FETTPHASE
5 g Lanolin
10 g Sheabutter
5 g Avocadoöl grün
10 g Bienenwachs

WIRKSTOFFPHASE
½ ML Allantoin
½ ML Propolistinktur
1 ML D-Panthenol
1 ML ACE-FLuid
je 3 Tr. Johanniskraut- und Calendulaöl

- Fettphase im Laborbecher schmelzen bei max. 55 °C
- Wirkstoffphase gründlich einrühren
- Salbe abfüllen, beschriften, im Kühlschrank aufbewahren, Haltbarkeit ca. 3 Monate

OREGANOSALBE

FETTPHASE
1 g Cetylalkohol
7 g Emulsan II
2 g Mangobutter
2 g Bienenwachs
33 g Olivenöl

WASSERPHASE
25 g Oreganoabsud
20 g destilliertes Wasser

WIRKSTOFFPHASE
3 Tr. Da Zao
5 Tr. Teebaumöl
1 Msp. Zinkoxid
10 Tr. Oreganoöl
5 g kosmetisches Basiswasser

Im Kühlschrank etwa 3 Monate haltbar.

Schuppen Eine häufige Ursache für Kopfschuppen ist neben sehr trockener Haut, Stress oder falscher Ernährung, ein Hautpilz. Probieren Sie, Ihre Schuppen damit zu bekämpfen: *Vor dem Waschen* die Kopfhaut mit Salz abreiben, zum *Waschen* der Haare Lindenblütentee verwenden, nehmen Sie *Spülungen* mit Brennnessel-, Kastanienblätter-, Stiefmütterchen – oder Veilchenabsud und stellen Sie eine Zeit lang Ihre *Ernährung* um: verzichten Sie generell auf Alkohol, Zucker und Weizenmehlprodukte (Pilze lieben Zucker!).

Stinkefüsse Der Geruch entsteht durch Bakterien, die sich besonders gern auf der Fußhornhaut tummeln. In einer feuchtwarmen Umgebung fühlen die sich so richtig wohl. Und je mehr es davon werden, desto strenger der Fußgeruch. *Dagegen hilft* möglichst oft barfuß zu gehen, niemals synthetische Socken oder Schuhe an die Füße lassen (nur Wolle, Baumwolle, Leder) und die Hornhaut einmal die Woche mit Bimsstein abreiben. Auch helfen regelmäßige *Fußbäder* mit Salbei- oder Pfefferminztee, Tomatensaft (½ l Saft auf 1 l Wasser), Meersalz, Backpulver (1 TL auf 3–4 l Wasser) oder Zitronensaft aus 2 Zitronen. Auch *desodorierende Mittel* wirken ebenso wie *tägliche Einreibungen* mit Ingwer- und Rosmarinöl, Fußspray oder Fußcreme (Schritt-für Schritt-Anleitung Seite 18). *Mein Tipp:* Bei Socken und Strümpfen stets 1 EL Haushaltsnatron ins Waschwasser geben, das nimmt den Geruch.

Was ist Lapacho?
Der Lapachobaum, eigentlich sind es sogar mehrere Bäume aus der Familie der Trompetenbaumgewächse, die in den in den Regenwäldern Südamerikas (vor allem in Argentinien, Paraguay, Brasilien) wachsen, wird auch als Baum des Lebens bezeichnet. Aus der (Innen-)Rinde des Baums wird der Lapachotee gewonnen. Er hat eine bakterien-, viren- und pilzhemmende Wirkung und hilft gegen Parasiten. In Studien wurde nachgewiesen, dass Lapacho vereinzelt auch Krebszellen abtöten kann.

Fusspilz Die beste Vorbeugung ist es, das feuchtwarme Lieblingsklima der Pilze zu vermeiden. Da dies schwierig in der Umsetzung ist, probieren Sie den Pilz mit einem täglichen *Essigfußbad* (1 l Wasser mit je 2 EL Essig und Zitronensaft) loszuwerden. Auch täglich 10 Minuten lang eine *Backpulverpaste* (mit etwas Wasser verrühren) auftragen, über Nacht *Kompressen* mit Knoblauchsaft, Lapachoabsud, Kukumasaft, Johanniskraut oder Teebaumöl (1 TL Teebaumöl auf 2 TL Sonnenblumenöl) auflegen oder die *Stellen mit Zimt pudern*, helfen.

Hühneraugen Hühneraugen nennt man eine meist recht schmerzhafte Hornschwielenbildung (bedingt durch chronischen Druck auf knochennahe Haut), die einen in die Tiefe gerichteten Sporn entwickelt. Ist der Auslöser für das Hühnerauge eine an der Stelle vorangegangene Virusinfektion, nennt man das Gebilde Viruswarze.
Achten Sie in jedem Fall auf *gutes Schuhwerk* und lassen Sie die Füße regelmäßig einmal im Monat *podologisch behandeln* (medizinische Fußpflege). Sitzt ein Hühnerauge sehr tief, muss es möglicherweise, um weitere Beeinträchtigungen beim Gehen zu verhindern, operativ entfernt werden.

Fussspray

Fettphase entfällt

Wasserphase
50 g destilliertes Wasser
1 Msp. Gelbildner

Wirkstoffphase
3 g kosmetisches Basiswasser
je 5 Tr. Salbeiöl, Rosmarinöl, Ingweröl, Minzeöl

- Wasser und Gelbinder mit einem kleinen Schneebesen zu einer glatten Masse rühren
- kosmetisches Basiswasser dazugeben und unterrühren
- Öle einrühren
- zum Schluss eventuell 1–2 Tr. Flüssigfarbe Grün untermischen
- alles in eine Flasche mit Sprühdeckel geben
- morgens und abends auf die Füße und Sohlen sprühen und einmassieren

Erfrischende Fusscreme

Fettphase
5 g Emulsan II
7 g Macadamianussöl
15 g Sonnenblumenöl
15 g Sheabutter
3 g Cetylalkohol

Wasserphase
90 g destilliertes Wasser
7 g Urea
1 g Zitronensäure

Wirkstoffphase
15 Tr. Paraben K
je 2 Tr. ätherisches Öl von Teebaum, Fichtennadel, Pfefferminz, Ingwer, Rosmarin

Im Kühlschrank etwa 3 Monate haltbar.

Fußbäder – eine bewährte Form der Hydrotherapie in der Hausmedizin.

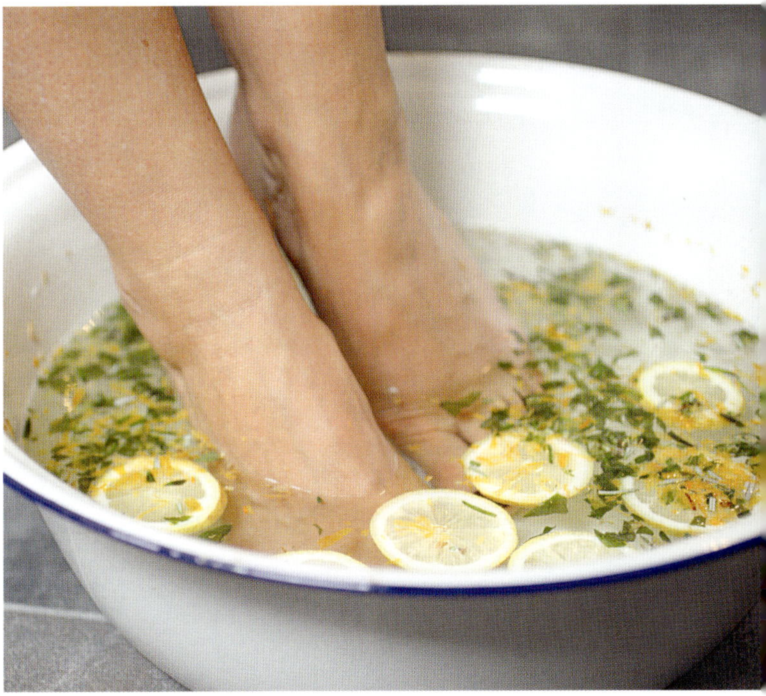

Gut hilft, regelmäßig die Stelle mit *Calendula-Salbei-Salbe* einzufetten, Rezept Seite 132, oder auch *Umschläge* mit Bockshornkleesamenbrei (100 g Samen mit 100 ml Wasser weich kochen, zweimal täglich 20 Minuten) oder 2–3 Rosinen zerquetschen, über Nacht auf dem Hühnerauge mit etwas Mullbinde festbinden, am nächsten Tag abmachen, mehrmals wiederholen, bis das Hühnerauge sich zurückgebildet hat. Das Gleiche kann man mit Speck probieren. Auch Aspirintablettenmus (5 Tabletten mörsern, mit je ½ TL Zitronensaft und Wasser zu einem Brei rühren, für 30 Minuten auftragen) und *nächtliche Pflaster* mit Efeu-, Zwiebel- oder Knoblauchsaft lassen Hühneraugen verschwinden.

Warzen Man mag daran glauben oder nicht, eine Vielzahl von Menschen schwört bei hartnäckigem Warzenbefall aufs *Besprechen* oder *Wegblasen*. Möglichkeiten dafür sind:
- Bei zunehmendem Mond denselben anschauen, über die Warze(n) streichen und dreimal sagen: „Was ich sehe, nehme zu, was ich streiche, nehme ab“. Dann die „Warze wegpusten“.
- In einer Vollmondnacht eine Zwiebel aufschneiden, mit der Schnittfläche die Warze bestreichen, die Zwiebel wieder zusammensetzen und hinter einen Rosenbusch werfen. Wenn die Zwiebel vergangen ist, fällt die Warze ab.
- In einer mondbeschienenen Nacht einen Apfel von einer harten, säuerlichen Sorte (zum Beispiel Boskop) halbieren und mit der Fruchtfleischseite kräftig über die befallenen Stellen reiben. Anschließend die Hälften mit einem Bindfaden oder einer Schnur wieder zusammenbinden und in einen Fluss werfen oder unter den Hausgiebel hängen. Die Warzen sollen abheilen, sobald der Apfel verfault ist.

Wem die Mondmethoden, das Besprechen oder Wegblasen nicht liegt, kann es auch mit den altbewährten Rezepten aus der *Volksmedizin* versuchen:
- Morgens und abends kräftig die Warze mit frischem Knoblauchsaft oder Schöllkrautmilch einreiben.
- Über Nacht mit frisch aufgeschnittenen Zitronenscheiben, frischen zerquetschten schwarzen Johannisbeeren, Bärlauchblättern oder Bananenstückchen die Warze umwickeln und alles mit einer Mullbinde festbinden.
- Kompressen mit Teebaumöl (1 TL Teebaumöl auf 2 TL Sonnenblumenöl), Rizinus- oder Nelkenöl bzw. Aloe-Vera-Saft über Nacht anlegen.
- Rizinus-Backpulverpflaster (2 Tr. Rizinusöl mit 1 Msp. Backpulver mischen, über Nacht auftragen, Pflaster drüber, mehrere Nächte wiederholen).
- Mit Morgenspucke bestreichen

Für die Atemwege

Jeder kennt die ersten Anzeichen einer Erkältung: eine laufende Nase, Halsweh, Heiserkeit und Husten, oft einhergehend mit Kopf- und Gliederschmerzen, Schüttelfrost und erhöhter Temperatur. Hier finden Sie Hilfe!

ERKÄLTUNG ALLGEMEIN Um gegen eine Erkältung *äußerlich* anzugehen, hilft es, die Fußsohlen mit einer rohen Zwiebel einzureiben, warme Zwiebelsocken anzuziehen (Zwiebeln in wenig Fett braten und in die Socken legen und entlang der Fußsohle gut verteilen) oder eine Meerrettichauflage (Seite 53) im Nacken aufzulegen.
Auch *von innen* können Sie der Erkältung entgegenwirken. Nehmen Sie täglich ein paar Esslöffel Zwiebelwein oder trinken Sie 2- bis 3-mal täglich ein Glas heiße Zitrone mit Honig (heißes Wasser mit Saft von 1 Zitrone und eventuell 1 TL Honig vermischt), Rosinenwasser (4 EL in 2 l Wasser weich kochen, Rosinen abseihen), heiße Milch mit Honig, heiße Milch und Mineralwasser 1:1 gemischt, Sanddornsaft mit Wasser verdünnt 1:1 oder leckeren Beerenpunsch (Seite 52). Auch der Schwedenbitter (Rezept Seite 69) hilft und eine Saftkur (Seite 53) stärkt zusätzlich das Immunsystem.
Darüber hinaus haben sich Tees bewährt: Probieren Sie es mit Lindenblüten-, Schachtelhalm-, Süßholz-, Echinacea-, Katzenminze-, Gundermannblättchen-, Eibischwurzel- oder Fichtennadeltee, Rosentee mit warmem (eventuell alkoholfreiem) Bier 1:1 gemischt oder Hi-Me-Ha-Ho-Tee (Seite 53). Ein Teller Haferschleim täglich lindert die Beschwerden ebenso. Auch das tut gut: Aromateelicht mit je 3 Tr. ätherischem Öl von Zitrone, Zimt, Nelken und Honig. Oder Fenchelkraut-Dillsamen-Inhalat (Seite 53).
Bewährt haben sich auch Minzeöl auf Kragen und Kopfkissen träufeln oder Erkältungsgel (Seite 53), um die Brust damit mehrmals täglich einzureiben.

ZWIEBELWEIN FÜRS IMMUNSYSTEM

Zwei dicke rote Zwiebeln, klein gehackt
¾ l trockener Weißwein
je 2 EL frisch geriebener Meerrettich und Ingwerwurzel
5 Wacholderbeeren grob zerstampft
1 EL Honig

- alles mischen
- 1–2 Tage durchziehen lassen
- hin und wieder durchschütteln
- abseihen
- täglich 2–3 EL davon einnehmen

BLUTGRUPPE UND GESUNDHEIT
Nach der Blutgruppentheorie leben Menschen mit der Blutgruppe A am gesündesten, indem sie vor allem Gemüse und Getreide essen, aber kein Fleisch und keine Milch. Menschen mit den Blutgruppen 0 und B tun sich mit einer eiweißreichen Kost, Milch und magerem Fleisch viel Gutes, diejenigen mit der Blutgruppe AB sollten für die Gesunderhaltung vor allem zu Obst und Gemüse greifen. Probieren Sie es aus!

Beerenpunsch

je 2 EL dunkle Beeren (zum Beispiel Holunder, Brombeere, Schlehe, schwarze Johannisbeere)
½ Stange Zimt
1 TL geriebener Ingwer
150 ml Wasser
1 TL Honig

- Beeren mit den Gewürzen und dem Wasser zerstampfen
- einmal aufkochen
- durch ein Sieb streichen
- eventuell mit 1 TL Honig süßen, heiß trinken

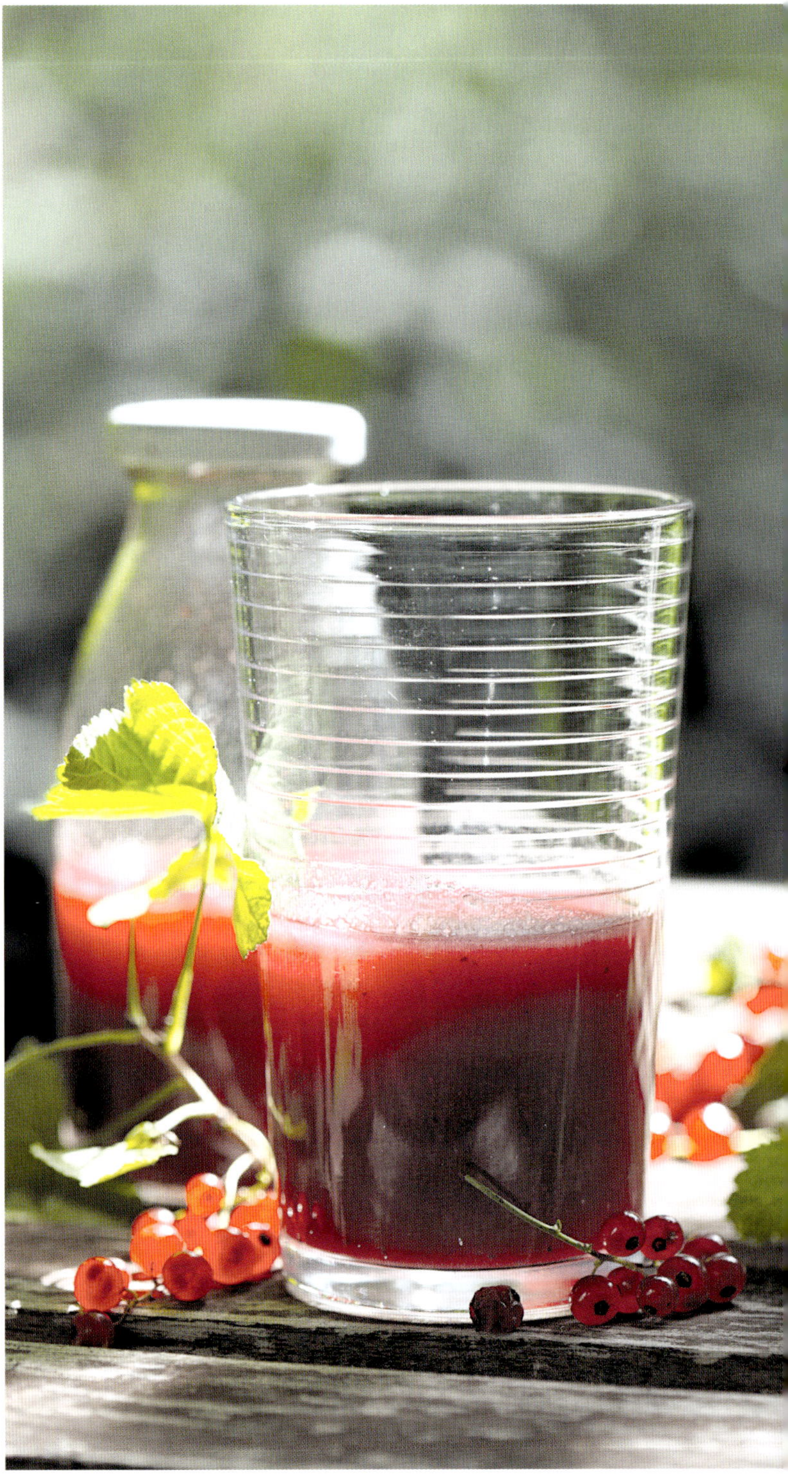

Besonders leckere Medizin: Beerenpunsch.

Hi-Me-Ha-Ho-Tee

je 1 EL Himbeer- und Melissenblätter, Hagebutten, Holunderblüten
½ Stange Zimt
2 Sternanis
2 Nelken
2 Pfefferkörner
½ Zitrone geviertelt
1 TL Honig

- alle trockenen Pflanzenteile gut mörsern und mit 1 l kochendem Wasser übergießen
- Zitronenhälfte dazugeben
- alles 15 Minuten ziehen lassen
- durch ein Sieb abgießen
- mit 1 TL Honig süßen, möglichst heiß trinken

Fenchelkraut-Dill-Inhalat

10 g Fenchelkraut
40 g Dillspitzen

- Backofen auf 250 °C stellen
- Kräuter hacken und auf ein Backblech streuen
- wenn die Kräuter schwarz werden, Ofen abstellen, Backofentür öffnen und Dampf einatmen

Saftkur

Saft von 3 Orangen und
1 Zitrone
50 ml Traubensaft

- alles mischen
- 1 Woche lang morgens sehr langsam trinken

Meerrettich-Nacken-Auflage

- 1 EL frisch geriebener Meerrettich in ein Taschentuch einwickeln
- ca. 5 Minuten auf den Nacken legen, höchstens 15 Minuten
- Stelle anschließend mit Johanniskrautöl einreiben
- alle 1–2 Tage die Auflage wiederholen

Erkältungsgel

Fettphase entfällt

Wasserphase
50 g destilliertes Wasser
1 Msp. Gelbildner

Wirkstoffphase
5 g Kamillentinktur
je 20 Tr. Öle von Minze, Thymian, Rosmarin und Anis
10 Tr. Orangenöl

- Wasser und Gelbildner zu einer glatten geligen Masse rühren
- Tinktur dazugeben und einrühren
- Öle untermischen
- abfüllen, beschriften

Wenn Sie *Wasser als Therapeutikum* mögen, nutzen sie es! Es hilft zu entspannen und gleichzeitig zu beleben. Versuchen Sie es mit einem Heublumenbad (1 Handvoll Blumen für ein Vollbad), Wechselduschen oder Senfmehl-Fußbädern, Rezept Seite 16.

Zum *Standardrepertoire der guten Krankenkost* für Groß und Klein gehört zudem die Hühnersuppe, die Sie bei allerersten Anzeichen von Erkältungen und Grippe bereits essen sollten. Ebenso hilft sie bei zu hohem Blutdruck und allgemeiner Schwäche.

Nicht nur in Amerika wird deshalb eine gut gekochte Hühnersuppe hoch geschätzt und zuweilen auch als „jewish penicillin“ betitelt. Schon seit ewigen Zeiten hat sich Hühnersuppe als universelles Heil- und Stärkungsmittel bewährt. Und das zu Recht: So fanden Wissenschaftler der Universität von Nebraska in einer Studie heraus, dass der Genuss von Hühnersuppe gehörigen Einfluss auf den Körper hat. Zu Beginn einer Erkältung werden beispielsweise viele weiße Blutkörperchen, die neutrophilen Granulozyten, in die Nasenschleimhäute transportiert und sind dort für Schwellung und Entzündung verantwortlich.

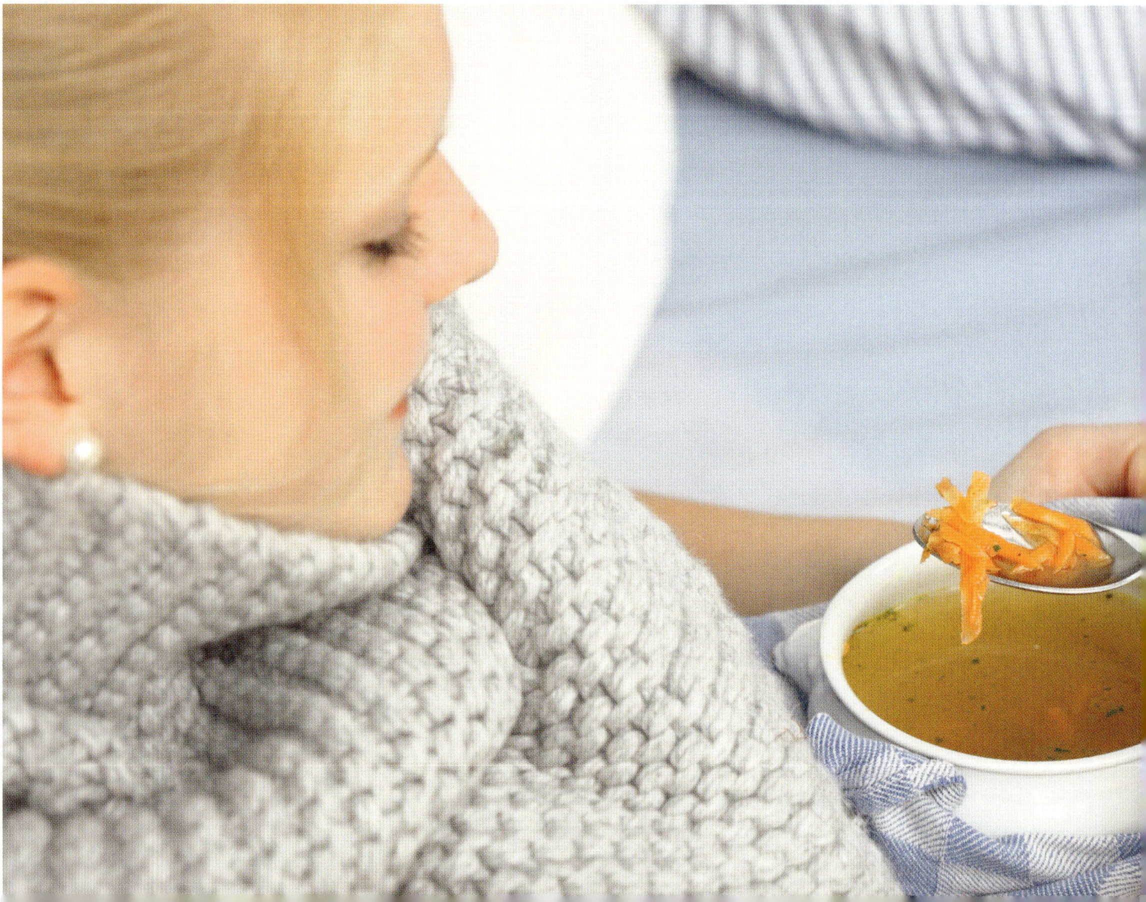

Die Suppe blockiert aber deren Bewegungen und hemmt die Vermehrung der Zellen vor Ort.
Durch die Hitze der Hühnersuppe wird zusätzlich die Vermehrung von wärmeempfindlichen Viren eingedämmt und durch den heiß aufsteigenden Suppendampf werden gleichzeitig die Schleimhäute befeuchtet, was wiederum dem Abfluss von Sekreten in den Atemwegen förderlich ist.

Annis Hühnersuppe

1 Hähnchenbrust mit Knochen
750 g Hühnerklein
2 Bd. Suppengrün mit viel Lauch
1–2 TL Hühnerkraftbrühe
1–2 Handvoll Reis
2 Eier
Salz und Pfeffer, eventuell etwas Maggiwürze

- Hühnerklein in 2–3 l Wasser aufsetzen, Kraftbrühe dazugeben
- 40 Minuten kochen lassen
- Brust und Knochen dazugeben
- 1 Bund Suppengrün geputzt und grob gewürfelt dazugeben
- alles weitere 25 Minuten kochen
- Reis in etwas Salzwasser in einem Extratopf weich kochen, abgießen, zur Seite stellen
- Brühe durch ein Sieb abgießen und auffangen
- Hühnerklein und gekochtes Gemüse anderweitig verwenden
- Brust vom Knochen befreien
- Brustfleisch klein schneiden, in die Brühe zurückgeben
- den zweiten Bund Suppengrün putzen, sehr fein und dünn schneiden (oder teilweise sogar fein reiben) und zur Brühe geben
- alles zusammen nochmals einige Minuten leicht köcheln lassen
- Eier verquirlen und in die Suppe einrühren
- Reis ebenfalls dazugeben
- alles mit etwas Salz, Pfeffer und eventuell Maggiwürze abschmecken

Der Vorteil dieses Rezeptes liegt darin, dass Sie kein ganzes Huhn kochen müssen und Ihnen dadurch das mühsame Auslösen des Fleisches (bis auf den Brustknochen) erspart bleibt. Zudem ist die Suppe fettärmer als wenn Sie ein ganzes Huhn zubereiten.

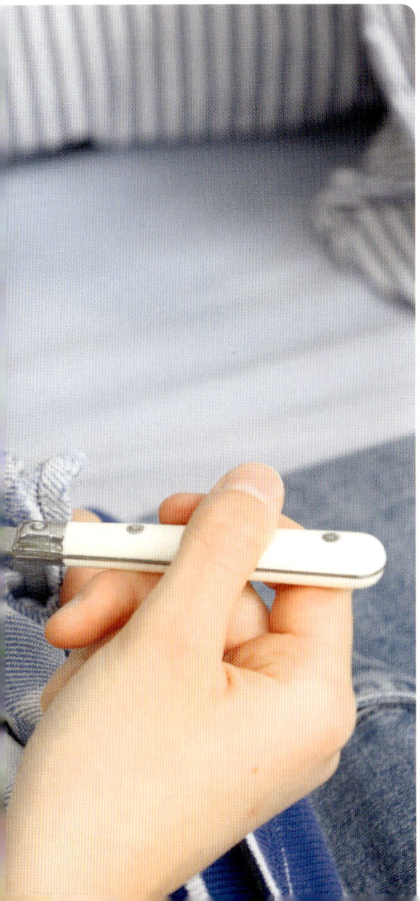

Hühnersuppe – hier mit geriebenen Möhrchen – wärmt und stärkt.

Hühnersuppe im Schnellkochtopf

2 l Wasser
1 Suppenhuhn
1 große Zwiebel
1 Knoblauchzehe
4 Nelken
1–2 Lorbeerblätter
einige Pfefferkörner
200 g Karotten
200 g Lauch
200 g Staudensellerie
1 Bund Petersilie
Muskat, Salz und Pfeffer

- Zwiebel und Knoblauchzehe grob hacken
- beides im Schnellkochtopf (ausreichende Größe beachten) in etwas Butterschmalz andünsten
- mit dem Wasser ablöschen
- Gewürze in einem kleinen verschließbaren Teesieb dazugeben
- Huhn einlegen
- alles erhitzen und 15–30 Minuten garen
- Gemüse putzen, sehr fein schneiden (oder teilweise sogar fein reiben)
- Dampf ablassen, Gemüse zur Brühe geben und einige Minuten köcheln lassen
- Teesieb herausnehmen
- Huhn herausnehmen, das Fleisch von den Knochen lösen, in kleine Stücke schneiden
- Brühe eventuell entfetten
- Brühe mit Muskat, Salz und Pfeffer abschmecken
- das klein geschnittene Hühnerfleisch und gehackte Petersilie zugeben

„Drachenblut“

- 1 Glas Rotwein erhitzen
- 1 Eigelb und 1 TL Zucker hineinrühren
- heiß trinken

Schüttelfrosttee

1 EL Rosmarin
1 Kardamomkapsel
klitzekleine Zimtstange
3 Nelken
1 TL frischer Ingwer gerieben

- Zutaten in eine Schüssel geben und gut mörsern
- mit kochendem Wasser übergießen
- 20–30 Minuten ziehen lassen
- abgießen
- eventuell mit 2 TL Honig süßen, dreimal täglich möglichst heiß trinken

Fenchelhonig

100 g Fenchelsamen
300 g Honig

- Fenchelsamen gut mörsern
- mit dem Honig vermischen
- 4 Wochen (möglichst oft im Sonnenlicht) stehen lassen
- über Nacht in einem schmalmaschigen Sieb abtropfen lassen
- in ein Glas füllen, verschließen und beschriften

Für ganz harte Alkoholverträgliche und weniger Zimperliche gibt es weitere Alternativen, sogenannte *Rosskuren*, die schnell und effektiv helfen: rohe Knoblauchknolle essen, dazu eine Flasche Rotwein trinken, dann schlafen gehen; großes Glas heißes Bier auf einmal austrinken; Einlauf mit warmem Kamillen-Salz-Tee (auf 100 ml Tee 1 TL Salz); 1 Glas Wodka mit Chili kräftig gewürzt; Trunk aus 3 Teilen reinem Kirschbranntwein (40–45 %) und 1 Teil Salz; „Drachenblut".

SCHÜTTELFROST Die normale Körpertemperatur von ungefähr 37 °C wird – vom Gehirn gesteuert – durch die Stoffwechselvorgänge der Leber und die normale Muskeltätigkeit aufrechterhalten. Infektionsbedingt kann es aber zu Störungen dieses Regulationssystems kommen. Der Körper reagiert mit Muskelzittern und gleichzeitigem Kältegefühl. Das ist Schüttelfrost! Dagegen hilft alles, was möglichst heiß ist, beispielsweise ein *Vollbad*, *Rosmarintee*, ein *Fußwickel* (1 l heißes Wasser mit je 5 g Rosmarin- und Wachholderöl mischen), ein *Kartoffelbrei-Chili-Wickel* oder *Schüttelfrosttee*.

HUSTEN UND BRONCHITIS Bei erkältungsbedingten Symptomen sind Klassiker wie *warme Wickel* um Brust und/oder Hals mit Rettich, Gänse- oder Schweineschmalz, Kartoffeln, Quark oder Weizenkleie-Honig-Brei immer noch unschlagbar.
Auch *Umschläge* mit Senfmehl (3 EL Senfmehl mit 1 l heißem Wasser mischen, Tuch damit tränken, auswringen, auflegen) oder Chiliabsud können helfen. Und selbst so *alte Hausmittel* wie Stalldung atmen (es gibt noch Bauernhöfe – auch in Ihrer Umgebung!) schafft Linderung. *Von innen* tut heißes (alkoholfreies) Bier mit Zimt und Kandis (+ eventuell 2 verquirlte Eier), Brennnessel-, Lungenkraut-, Zinnkraut-, Spitzwegerichtee oder Thymian-Hustentee (seite 57) gut.
Oder versuchen Sie es damit: mehrmals täglich 1 Tasse Eierschalentee (Schalen von 10 Eiern in ½ l Essig und 250 g Zucker auskochen), Kondensmilch (eventuell mit ½ TL Zucker mischen) löffelchenweise trinken, heißer Weißwein (mit 3 Nelken, 5 Wachholderbeeren, und dem Saft einer Zitrone mischen), Fruchtsaft (aus je gleichen Teilen Feigen, Datteln und Rosinen und Wasser kochen) oder Lauchmilch mit Honig (2 EL Lauchringe in 1 Tasse Milch weich kochen, mit Honig süßen). Lieben Sie *Süßes*? Lutschen Sie ein Stück Schokolade. Oder höhlen Sie einen Rettich oder eine dicke Möhre aus, füllen sie das Ganze mit Kandis und fangen Sie den Saft auf. So bekommen Sie Hustensaft ganz natürlich, den auch Kinder sehr gerne mögen (mehrmals täglich), ebenso wie Fenchelhonig oder Sirup aus Efeu, Löwenzahn, Meerrettichwurzel, Fichtennadel-

THYMIAN-HUSTENTEE

je 50 g Thymianblätter und Schlüsselblumen
20 g Anis
15 g Schlüsselblumenwurzel
15 g Süßholz

- alle Zutaten in eine Schüssel geben und möglichst klein mörsern
- mit kochendem Wasser übergießen
- 10 Minuten stehen lassen
- Tee abgießen

Achtung: Nicht abends trinken, da Thymian anregend wirkt.

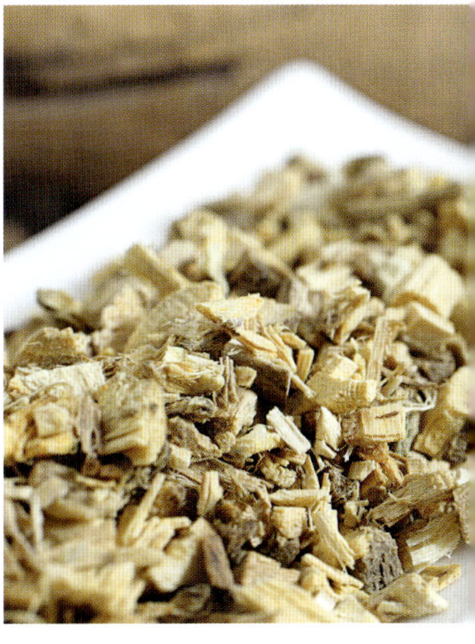

Süßholz wirkt blutreinigend, schleimlösend, entzündungshemmend und schmerzlindernd und ist der Grundstoff für Lakritze.

Weizenkleie-Honig-Brustwickel

- aus Weizenkleie und Honig 1:1 einen Teig zubereiten
- eine Stoffwindel auf die Brust legen, den Teig darauf verteilen
- Backpapier darüber legen
- den Körper mit Handtüchern fest umwickeln
- ein großes Handtuch unterlegen, falls der Honig läuft
- 1 Stunde ruhen
- danach den Belag mit einem feuchtwarmen Lappen abwischen

Huflattich-Sirup

je 4 EL Rosinen, Feigen, Süßholz
je 2 EL Huflattich, Calendula, Schlüsselblume, Anis, Ingwer

- nach Anleitung Seite 11 mit ¾ l Wasser aufsetzen

Zwiebel-Honig-Mus

1 Zwiebel
1 TL Honig

- Zwiebeln schälen und klein schneiden
- in wenig Wasser langsam weich dünsten
- durch ein Sieb streichen
- Honig in den Sud rühren
- löffelchenweise über den Tag verteilt einnehmen

Pfeffer-Salzspülung

125 ml Wasser
1 EL Zitronensaft
1 TL Salz
1 Msp. Cayennepfeffer

- Wasser abkochen und etwas abkühlen lassen
- alles mischen
- mehrmals täglich warm (eventuell wieder aufwärmen) damit gurgeln

Halsweh-Tee

2 EL Spitzwegerichblätter
1 EL Malvenblüten
je 1 TL getrockneter Thymian, Süßholz, Salbei, Kamille, Anis

- Mischung gut mörsern
- mit kaltem Wasser ansetzen
- 2 Stunden ziehen lassen
- einmal aufkochen
- abseihen

Veilchenwurzel-Bonbons

55 g Zucker
2 EL Orangensaft
1 EL Veilchenwurzelpulver
1 Msp. Zitronensäure

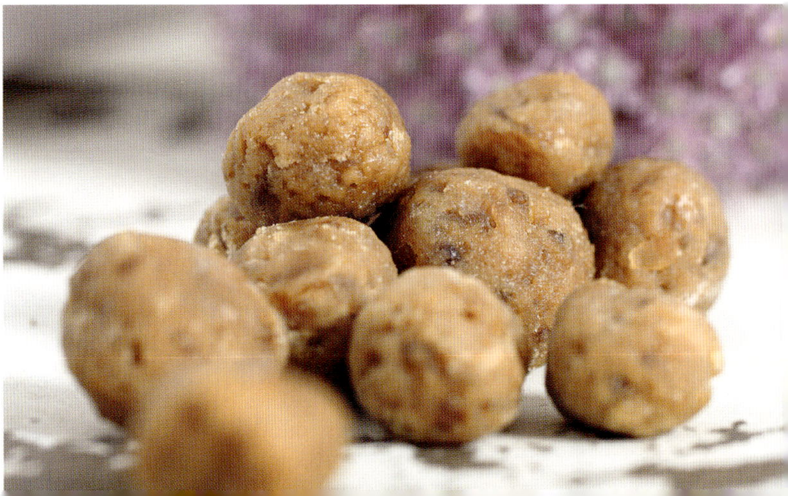

Veilchenwurzelbonbons helfen bei Halsschmerzen.

spitzen oder Huflattich (Schritt-für Schritt-Anleitung Seite 11). Das hilft ebenfalls gegen Husten: *Aromateelicht* mit 5 Tr. Thymianöl und je 3 Tr. Kamille und Zimt, ein *Kamilleninhalat* oder für einige Tage *fischhaltige Kost*.
Oder löffeln Sie gerne *Süppchen oder Brei*? Dann hilft Ihnen ein Schwarzwurzelsüppchen (aus 200 g Wurzeln, 200 g Möhren, 100 g Kartoffeln) oder Zwiebel-Honig-Mus gesund zu werden.

Rippenfellentzündung Diese macht sich in der Regel durch Schmerzen meist auf einer Seite des Brustkorbes beim Atmen bemerkbar. Dagegen hilft ein *warmer Rindertalgwickel* um Brust und Rücken.

Halsweh und Rachenentzündung Dicker Hals? Mandelentzündung? Solange kein hohes Fieber dazukommt und die Sache vielleicht mit einem Antibiotikum behandelt werden sollte (denken Sie an Angina, Scharlach), können Sie zu bewährten Mitteln greifen.
Zur Abhilfe *gurgeln* Sie mit warmer Pfeffer-Salzspülung, Spitzwegerichabsud oder Malzessig (Seite 89, Malzessig und Wasser 1:4 mischen).
Von innen helfen mehrmals täglich Bratäpfel, einige Löffelchen Meerrettichwurzelsirup, ein Glas heiße Milch mit Honig, lauwarmes Wasser mit 5 Tr. Weihrauchöl, Johannisbeersaft, Salbei-, Island Moos- oder Apfelschalentee (Seite 115) oder Halsweh-Tee.
Auch Ingwerwurzel oder getrocknete schwarze Johannisbeeren kauen, Kandis oder Veilchenwurzelbonbons (Schritt-für Schritt-Anleitung Seite 13) lutschen tut gut, genau wie Orangenwein.
Der Hals dankt Ihnen auch *Umschläge oder Wickel* mit Milch-Brötchen-Brei (Brötchen in warmer Milch aufgeweicht), 20 Minuten auflegen, kalter Milch, Senf, rohem Speck oder warmem Kamillentee-Essigwasser. Auch das unterstützt die Heilung: *Kamilleninhalat*, *Aromakerze* mit je 4 Tr. ätherischem Öl Orange, Apfel, Beerenmischung, Nelke, einen *Knopf* lutschen, ein rotes *Tuch* oder einen schwarzen *Schal* um den Hals wickeln.

Orangenwein

2 EL Orangenschalen (gut abgewaschen)
2 EL Blutwurz getrocknet
2 EL Salbeiblätter
2 Sternanis
1 EL Kandis
½ l Rotwein

- alle Pflanzenteile in einen Topf legen und gut zerkleinern, eventuell mörsern
- mit dem Rotwein übergießen und einmal aufkochen lassen
- in eine Flasche abfüllen und 10–14 Tage ziehen lassen
- Mischung abseihen und wieder abfüllen
- kühl und dunkel stellen, täglich 1 EL morgens und abends

Schnupfentee

je 1 EL Schlüsselblumen- und Kamillenblüten sowie Thymianblätter
5 g Enzianwurzel

- Pflanzenteile in eine Schüssel legen und gut mörsern
- mit gekochtem Wasser übergießen
- 10 Minuten ziehen lassen
- abseihen
- nach Belieben etwas Kandis und einige Spritzer Zitrone dazugeben
- dreimal täglich eine Tasse trinken

Ingwersüppchen

1 daumenlange Ingwerknolle
2 EL geriebener Meerrettich
Honig, Limettensaft, Majoran, Salz und Pfeffer

- Ingwerknolle klein schneiden und mit ½ l Wasser aufkochen
- Meerrettich dazugeben
- mit Honig, Saft und Gewürzen abschmecken
- möglichst heiß essen

Schnupfen und Höhlenentzündungen Mit Behandlung dauert der Schnupfen angeblich zwei Wochen und ohne vierzehn Tage. Sprich, im Grunde kann man beim Schnupfen nur dessen Symptome lindern.
Ob Sie gar eine Nasenhöhlenentzündung haben, finden Sie so heraus: Beugen Sie den Kopf nach vorne. Spüren Sie nun ein Druck- oder Schmerzgefühl im vorderen Kopfbereich? Falls ja, schaffen Sie sich Linderung mit einem *Inhalat* aus 1 TL Salz, 4 Zitronenscheiben, einige Kamillenblüten und Majoranblättchen.
Auch ein ansteigendes *Fußbad* mit Lindenblüten, 20 Minuten, beginnend mit 35 °C und steigern bis 42 °C, lindert die Beschwerden, ebenso wie warme *Quarkwickel* um die Nase legen oder je 3 Tr. *Minze- und Nelkenöl* mischen und auf den Kragen und das Kopfkissen träufeln. Auch etwas *Butter* unter die Nase reiben, eine *Nasen-Salzspülung* (1 TL Salz in auf ½ l Wasser aufgelöst) oder *Gewürzhonig* sechsmal über den Tag verteilt in kleinen Mengen langsam im Mund zergehen lassen (Tagesportion: je ½ Msp. Piment, Zimt und Ingwerpulver mit 2 EL Honig gemischt), mehrmals täglich warme *Gerstenmilch* (1 Handvoll Gerstenkörner, 1 Tasse Milch, aufkochen und trinken) helfen. Oder kochen Sie sich einen *Schnupfentee* oder ein *Ingwersüppchen*.
Mit verstopfter bzw. ständig laufender Nase zu *schlafen*, ist manchmal ein Ding der Unmöglichkeit. Folgende Tipps verschaffen Linderung: Hängen Sie im Schlafzimmer ein feuchtes Handtuch oder ein Zwiebelsäckchen (Zwiebel klein schneiden, in eine Mullwindel oder Ähnliches legen, zubinden) auf. Das ist nichts für Geruchsempflindliche, aber es hilft.
Sind Sie ein Fan von langen *Spaziergängen*, sollten Sie an den Ufern eines fließenden Gewässers ½ bis 1 Stunde lang flussaufwärts gehen.
Wenn es wieder mal schnell gehen muss, versuchen Sie es mit folgender *Rosskur*: Bereiten Sie sich aus frischen oder getrockneten Salbeiblättern einen starken Salbeitee zu, geben Sie einen großzügigen Schuss Obstler dazu sowie eine Prise Salz und 2 EL Zitronensaft. Mehrmals täglich bei Husten warm, bei Halsweh kalt damit gurgeln.

ASTHMA Asthma ist eine chronische Entzündung der Bronchien, meist ausgelöst durch allergische Reize, die immer wieder zu Atemnot, Husten und Kurzatmigkeit führen. Dabei schwillt die Schleimhaut an, die Bronchien verengen sich und Luft kann nur noch schwer ein- und ausgeatmet werden. Meist ist das Ausatmen besonders schwer. Mal ist es ärger, mal weniger, mal ist es ganz weg.
Schlimme Luftnot äußert sich in Asthmaanfällen und muss möglicherweise notfallmedizinisch behandelt werden. Scheuen Sie sich in dem Fall nicht vor einem Kortisonzäpfchen, welches Sie stets zu Hause haben sollten – es kann lebensrettend sein! Probieren Sie damit, die Beschwerden zu lindern.
Von innen:

- generell auf Kochsalz und Zucker reduzierte Kost (Ersatz: Kräuter, Trockenfrüchte, Honig) achten
- vor dem Schlafengehen regelmäßig eine Tasse Rinderbrühe mit 2 EL Senf trinken (Rinderbrühe am besten selbst (aus Suppenfleisch und -grün, mit Pimentkörnern, Lorbeerblätter, Salz, Pfeffer und Curry) zubereiten, Rezept Seite 12
- tagsüber häufiger mal Kaffee trinken
- Meerrettich und Honig 3:1 mischen, 3 TL täglich
- täglich 1 Tasse Tee von Paprikagemüse (getrocknet oder frisch), Isländisch Moos, Holunder, Kümmel, Holunder, Spitzwegerich, Fenchel, Johanniskraut, Veilchenblätter, Margarite, Gänsefingerkraut, Brennnesseln, Taubnesseln oder Vogelmiere
- täglich 2 EL Nuss-Honigmus (je 2 Handvoll gehackte Walnüsse und Sesamsamen anrösten, 20 g Honig und 100 ml Wasser dazugeben, 20 Minuten köcheln lassen, kühl stellen)
- krampflösenden Tee zweimal täglich trinken
- Selleriesamen kauen
- regelmäßig 1 Glas Knoblauchsaft
- Salzinhalat (1 l Wasser mit 1 TL Salz) anwenden
- täglich 1 TL Angelikawurzel-Lungenkraut-Sirup

Von außen helfen ein Heublumenvollbad, Brustwickel mit in kochendem Wasser 1 Minute blanchierten Spinatblättern, gedünstetem Kopfsalat, Zitronensaft oder frisch geriebenem Meerrettich und Honig 3:1 oder auch dreimal täglich Butter-Salbeitee-Brustwickel (je 4 EL Butter und Salbeitee mischen und auftragen). Sorgen Sie stets für warme Füße und bereiten Sie ein Senfmehl-Fußbad und ein Aromateelicht aus je 4 Tr. ätherisches Öl Thymian, Angelika, Salbei und Grapefruit.
Achtung: Salbei gehört zu den Pflanzen, die Sie nicht über längere Zeit in hoher Dosis einnehmen sollten, dann wirkt er leicht giftig. Stillen Sie gerade? Dann sollten Sie Salbeitee und Ähnliches ebenfalls meiden – er hemmt den Milchfluss (Seite 121 und 126).

KRAMPFLÖSENDER TEE

je 1 EL Holunderblüten, Isländisch Moos, Fenchelsamen, Spitzwegerichblätter, Odermennig, Orangenwurzel
Honig zum Süßen

- Blätter mit kochendem Wasser übergießen
- 20 Minuten ziehen lassen
- abseihen
- mit Honig süßen
- schluckweise warm trinken

ANGELIKAWURZEL-LUNGENKRAUT-SIRUP

2 EL Angelikawurzeln
2 EL Lungenkraut
1 EL Wachholderbeeren
4 EL Honig

- Wurzeln und Beeren mit 100 ml Wasser aufkochen
- Mischung 3 Tage durchziehen lassen
- abseihen
- mit dem Honig mischen

SENFMEHL-FUSSBAD

- 3 EL Senfmehl mit 2 l 37 °C warmem Wasser vermengen
- eine Handvoll Salz dazugeben
- 15 Minuten die Füße darin baden
- mit lauwarmem Wasser abspülen
- warme Wollsocken anziehen

Salbei
Längst hat diese ursprünglich im Mittelmeerraum beheimatete Pflanze die nördlicheren Gefilde erobert und fehlt in keinem Kräutergarten mehr. Die ätherischen Öle im Salbei wirken entzündungshemmend, desinfizierend, antibakteriell und fungizid (pilzabtötend), schweißhemmend sowie verdauungs- und konzentrationsfördernd. Zudem fördert Salbei die Sekretbildung und wirkt beruhigend.

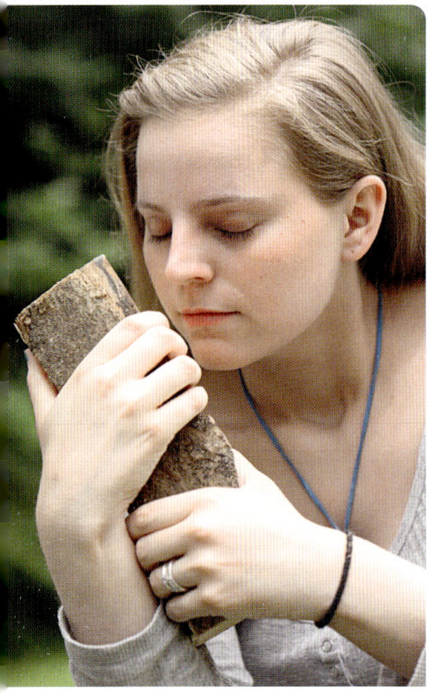

So bekommt man wieder besser Luft: an frischem Holz schnuppern hilft bei Asthma.

Auch das hilft: See- oder Bergluft, intensiv an möglichst frisch geschlagenem Holz schnuppern (Baumrinde hilft zur Not aber auch).

Allergische Erscheinungen und Heuschnupfen Um Heuschnupfen und Ähnliches zu bekämpfen können Sie einige Mittel täglich als *Kur* mindestens 4–6 Wochen lang anwenden (2- bis 3-mal jährlich maximal, aber besonders vor der Pollensaison). Probieren Sie es mit 2–3 Tassen Pestwurz-, Bärlauch-, Ysop- oder Zinnkrauttee, 1 EL Hefe oder Maiskeimöl morgens gut kauen und schlucken, 250 g Naturjoghurt morgens, 1 rohe Zwiebel knabbern, 1 Glas Koriandersamentee (eventuell mit etwas Saft verdünnt), 1–2 Prisen Efeublätterpulver schnupfen oder 2- bis 3-mal Glycerin vorsichtig auf die Nasenwände streichen.

Rauchentwöhnung Haben Sie genug von Glimmstängel und Co? Packen Sie es an, damit aufzuhören!
Beginnen Sie damit, beim Rauchen Milch zu trinken, das harmoniert nämlich nicht miteinander. Und legen Sie sich Bonbons bereit, möglichst zuckerfrei und geschmacksintensiv, wie zum Beispiel Eukalyptus und Ähnliches! Damit es auf Dauer gelingt rauchfrei zu werden, unterstützen Sie ihr Vorhaben mit einer *mehrwöchigen Kur*, in der sie mindestens viermal täglich 2 Äpfel, 2 rohe rote Paprika, 1 gekochte Kartoffel, 2 Tassen Gelber Enziantee oder 1 Kudzuwurzeltablette (Apotheke) zu sich nehmen.

Für Herz und Kreislauf

Haben Sie manchmal komische Schwindelgefühle? Herzklopfen oder -rasen? Neigen Sie zu Ohnmachtsanfällen? Ist der Blutdruck manchmal im Keller? Leichtere Beschwerden können Sie ganz leicht selbst behandeln.

HERZ- UND KREISLAUFBESCHWERDEN ALLGEMEIN Treten bei Ihnen verstärkt Beschwerden von Herz und Kreislauf auf, sollten Sie diese sicherheitshalber medizinisch abchecken lassen.
Handelt es sich bei Ihnen aber nur um „Befindlichkeitsstörungen“, hilft zweimal täglich „Drachenblut“ (Rezept Seite 56), Herzgespanntee, Wolfstrapp oder Schlüsselblumentonikum. Auch Brustumschläge mit Essigwasser wirken beruhigend.

BLUTARMUT Ewig blass, müde, abgeschlagen? Vielleicht fehlt Ihnen etwas Blut. Dieses wird im roten Mark von vielen Knochen gebildet.
Mit bestimmten *Nahrungsmitteln* können Sie die Blutbildung besonders unterstützen: Essen Sie ausreichend Honig, Rote Beete, Karotten, Leber mit Zwiebeln, Schwarzkümmel, Paranüsse oder Maronen, Holunderbeeren, Hülsenfrüchte, Erdbeeren und dunkle Kirschen.
Mögen Sie *Tee*? Da helfen 1–2 Tassen täglich von Tausendgüldenkraut-, Brennnessel-, Birkenblätter-, Löwenzahnblätter- oder Beinwelltee.
Gelegentlich ein Gläschen trockener *Rotwein* mit 1 EL Traubenzucker und 1 Eigelb (abends angewärmt trinken) hilft ebenfalls, genau wie ein *Eisentonikum* (2 TL täglich) und *Kräuterblut* (ca. 3–4 Wochen lang täglich abends ein Glas trinken).

BLUTDRUCK Zu *niedriger Blutdruck* macht alt, so sagt es die alte Volksheilkunde. Meist fühlt man sich dabei aber schlapp, müde oder einer Ohnmacht nahe. Dagegen hilft generell viel Wasser trinken, morgens Wechselduschen und ebenfalls morgens (und abends) 1–2 Tassen Rosmarin-, Storchenschnabel- oder Erdbeerblättertee trinken.
Abgehsehen davon, dass Sie mit zu *hohen Blutdruckwerten* in ärztlicher Behandlung sein sollten, hilft zweimal die Woche heiß baden, Fleisch und Salz (nicht mehr als 3 g pro Tag) meiden, einen Reistag pro Woche einlegen und beim Kochen und Braten stets nur noch Sesamöl benutzen.

EISENTONIKUM

je 100 ml getrocknete Rosinen (ungeschwefelt), Feigen, Pflaumen und Aprikosen
400 ml trockener Rotwein
1 EL Honig
20 ml Branntwein 40 %

- Früchte in dem Rotwein weich kochen
- pürieren und passieren
- mit dem Honig und dem Branntwein mischen
- abfüllen, beschriften

KRÄUTERBLUT

¼ l Rotwein
1 Birne
1 Handvoll rote Beeren
je 1 EL Löwenzahn- und Kamillenblüten
1 EL Honig
1 Eigelb

- aus den Blüten und 100 ml Wasser Tee kochen
- Birne und Beeren pürieren und durch ein Sieb passieren
- Tee mit allen Zutaten mischen

Anti-Bluthoch-druck-Tee 1

- Bärlauch, Herzgespann, Minze, Zinnkraut, Tausendgüldenkraut, Mistelblätter zu gleichen Teilen mischen
- 1 EL auf ¼ l kochendes Wasser
- 10 Minuten ziehen lassen

Anti-Bluthoch-druck-Tee 2

- Weißdorn, Birkenblätter, Kamillenblüten, Lavendelblüten, Brennnesselblätter zu gleichen Teilen mischen
- 1 EL auf ¼ l kochendes Wasser geben
- 10 Minuten ziehen lassen

Herzgespann – was ist das denn?
Herzgespann finden Sie an Wegrändern. Die Blätter sind herzförmig oder länglich, die Blüten rosa bis violettfarben. Bereits im späten Mittelalter fand es Verwendung bei Magendrücken und Herzbeschwerden. Heutzutage wird es zudem bei Wechseljahrsbeschwerden eingesetzt. In größeren Mengen ist Herzgespann giftig und während der Schwangerschaft streng verboten, da es den Uterus stimuliert und abtreibend wirkt.

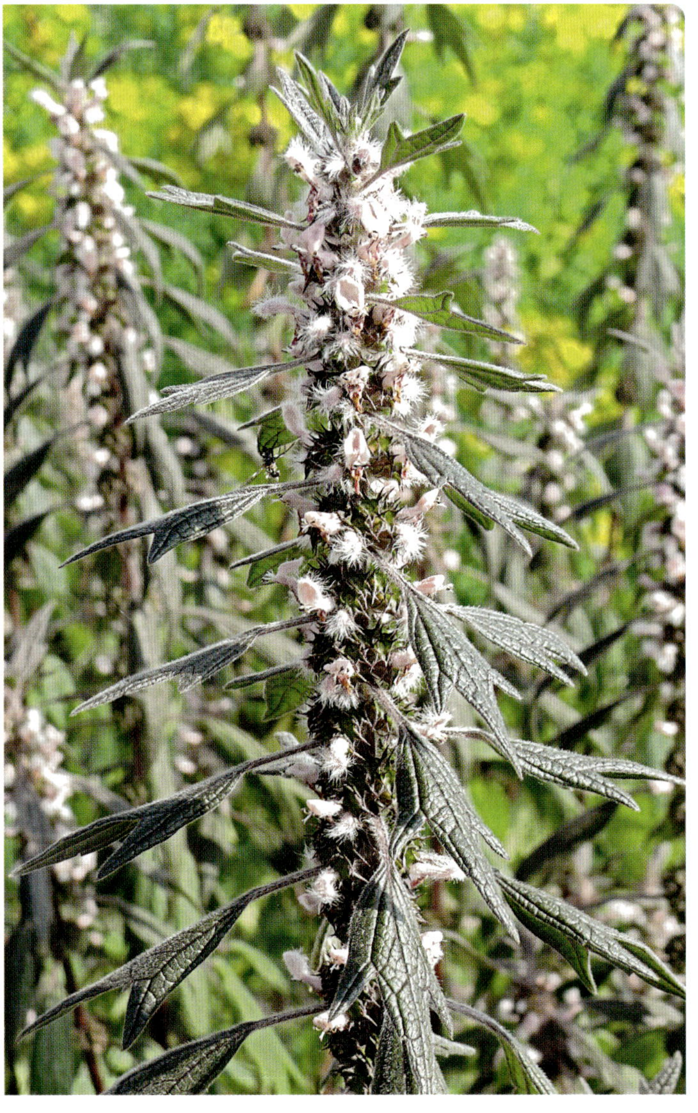

Herzgespann wird bereits seit der Antike als Heilmittel eingesetzt.

Es hilft außerdem, das nachfolgende auf den Speiseplan zu setzen:

- Reisessig aus der Asiaecke im Supermarkt (1 Glas täglich morgens mit Wasser gemischt 1:1)
- täglich 1 Glas Ananassaft oder 1 Stück (rund 200 g) Ananas
- Grüner Tee oder Olivenblättertee
- viel mit Schwarzkümmel würzen
- Makrelen einmal die Woche
- Hühnersuppe (Salz weglassen) 2- bis 3-mal täglich essen, Rezept Seite 55
- täglich 10 Sonnenblumenkerne kauen
- Anti-Bluthochdruck-Tee

Mein Tipp: Für einen erholsamen Schlaf fertigen Sie sich zusätzlich ein *Schlafkissen* an mit je 1 Handvoll getrocknete Blüten und Blätter von Basilikum, Liebstöckel, Chrysantheme, Lavendel, Orange und Angelikawurzel.

Venenleiden Plagt Sie häufiger ein Taubheits-, Müdigkeits- oder Schweregefühl in den Beinen? Schwellen die Beine manchmal an? Spüren Sie einen Juckreiz und haben Sie Schmerzen in den Beinen? Leiden Sie unter nächtlichen Wadenkrämpfen? Haben Sie sichtbare Krampfadern? Das alles kann schon vor dem dreißigsten Lebensjahr auftreten. Lassen Sie die Venen ärztlich untersuchen, achten Sie auf *Vitamin-C-reiche Kost* und nehmen Sie *Trauben* häufiger im Speiseplan auf. Auch *Einreibungen*, *Umschläge* und *Wickel* tun den Beinen gut. Verwenden Sie dafür Ginkgoblätter-, Ingwer-, Taubnessel-, Rosskastanien-, Mäusedorn- oder Steinkleeabsud, Wirsingblätter, Basilikum- oder Borretschtee, Maronen- oder Beinwellwurzelbrei, Zitronenscheiben, Buchweizenkrauttinktur, geriebenen Rettich oder Brombeersaft. Ein Schöne-Beine-Gel wirkt angenehm kühlend.

Schöne-Beine-Gel

je 1 TL Mäusedorn-, Steinklee-, Calendula- und Zaubernussblüten oder -blätter
3 Wachholderbeeren
150 g destilliertes Wasser
1 Msp. Gelbildner
je 1 TL Mandel-, Calendula- und Jojobaöl
1 ML Allantoin
je 5 Tr. ätherisches Öl Rosenholz, Ingwer, Lorbeer, Lavendel, Zypresse, Rosmarin
8 g kosmetisches Basiswasser

- aus den Pflanzenteilen Absud kochen
- abseihen und abkühlen lassen
- mit Gelbildner verrühren
- Öle und Allantoin dazugeben und ätherische Öle einrühren
- mit Basiswasser konservieren, abfüllen, beschriften

Haltbarkeit ca. 3 Monate

Artischocken-süppchen

zu gleichen Teilen Artischocke und Topinambur
einige Knoblauchzehen, frische Kräuter, Pfeffer und anderen Gewürzen nach Belieben
wenig Salz

- alles in Wasser (1 Fingerbreit alles bedeckt) 20 Minuten kochen
- passieren und nochmals abschmecken

Arterienverkalkung Gemeint sind damit Ablagerungen wie Blutfette, Thromben, Bindegewebe und Kalk in den Gefäßwänden. Es kommt zu Gefäßverhärtung und -verdickungen. Generell sollten Sie sich, falls Sie gefährdet oder betroffen sind, täglich *viel bewegen*: mindestens 20 Minuten spazieren gehen und, noch besser, Ausdauersportarten betreiben wie Joggen, Fahrradfahren, Schwimmen oder Skaten. Achten Sie zudem auf eine mediterran ausgerichtete *Ernährungsweise* mit den Schwerpunkten Olivenöl, Fisch, viel Gemüse, Nüsse und Kräuter statt Salz. Gebratenes, Frittiertes, Gebackenes hingegen sollten Sie meiden. Kaffee sollten Sie auf max. 5 Tassen pro Tag reduzieren. Auch *Lebensgewohnheiten ändern* unterstützt, etwa der Abbau von Übergewicht (wöchentlich 1 Obsttag einlegen), Bluthochdruck und Stress, zudem sollten Sie das Rauchen aufgeben (Seite 62). Planen Sie außerdem regelmäßig abendliche *Wechselfußbäder* ein.
Und das hilft zusätzlich:

- Gelbwurz-, Rotbusch- und Honigbusch-, Zistrosen-, Schwarz- und Grüntee
- morgens und abends Mix aus 1 EL Flohsamen(-schalen) und 200 ml Wasser (Tagesdosis: 10–30 g Flohsamen bzw. 10–20 g Flohsamenschalen)
- täglich 1 Glas Apfelsaft oder 1–2 Äpfel, fein gerieben
- morgens 1 EL Haferkleie
- mäßiger Rotweingenuss (in Eichenfässern gelagert)
- Mandeln regelmäßig kauen
- Kichererbsenbrei
- heiße Stutenmilch mit zwei zerquetschten Knoblauchzehen
- Artischockensüppchen

Ingwer
Ingwer ist in der traditionellen Chinesischen Medizin eines der wichtigsten Heilmittel. Genutzt wird der Wurzelstock, das Rhizom. Er wirkt entzündungshemmend, schleimlösend, schmerzstillend, appetitanregend, verdauungsfördernd, antibakteriell, schweißtreibend und gegen Brechreiz, hilft bei hartnäckigem Husten, Kopfschmerzen, Rheuma und Krämpfen, vorbeugend bei Reise- oder Seekrankheit. Er soll aphrodisierend und vorbeugend gegen Herzinfarkt und Schlaganfall wirken.

Für Mund, Magen und Darmtrakt

„Wenn du nicht mehr weiter weißt, nimm Zauberfraus „Malessengeist" – bei Beschwerden rund um den Verdauungstrakt (und manch anderem auch) ist er eine gute Wahl. Vielleicht hilft auch eine der Magenmischungen.

Eine weitere Mischung, die seit alters her gegen allerlei Zipperlein eingesetzt wird, ist die des Schwedenbitters. Als *Schwedenbitter oder Schwedenkräuter* bezeichnet man eine Mischung von vielen verschiedenen Heilkräutern nach einem Rezept von einem oder mehreren schwedischen Medizinern aus dem 17. Jahrhundert.

„Malessengeist" hilft besonders gut bei Beschwerden rund um den Verdauungstrakt.

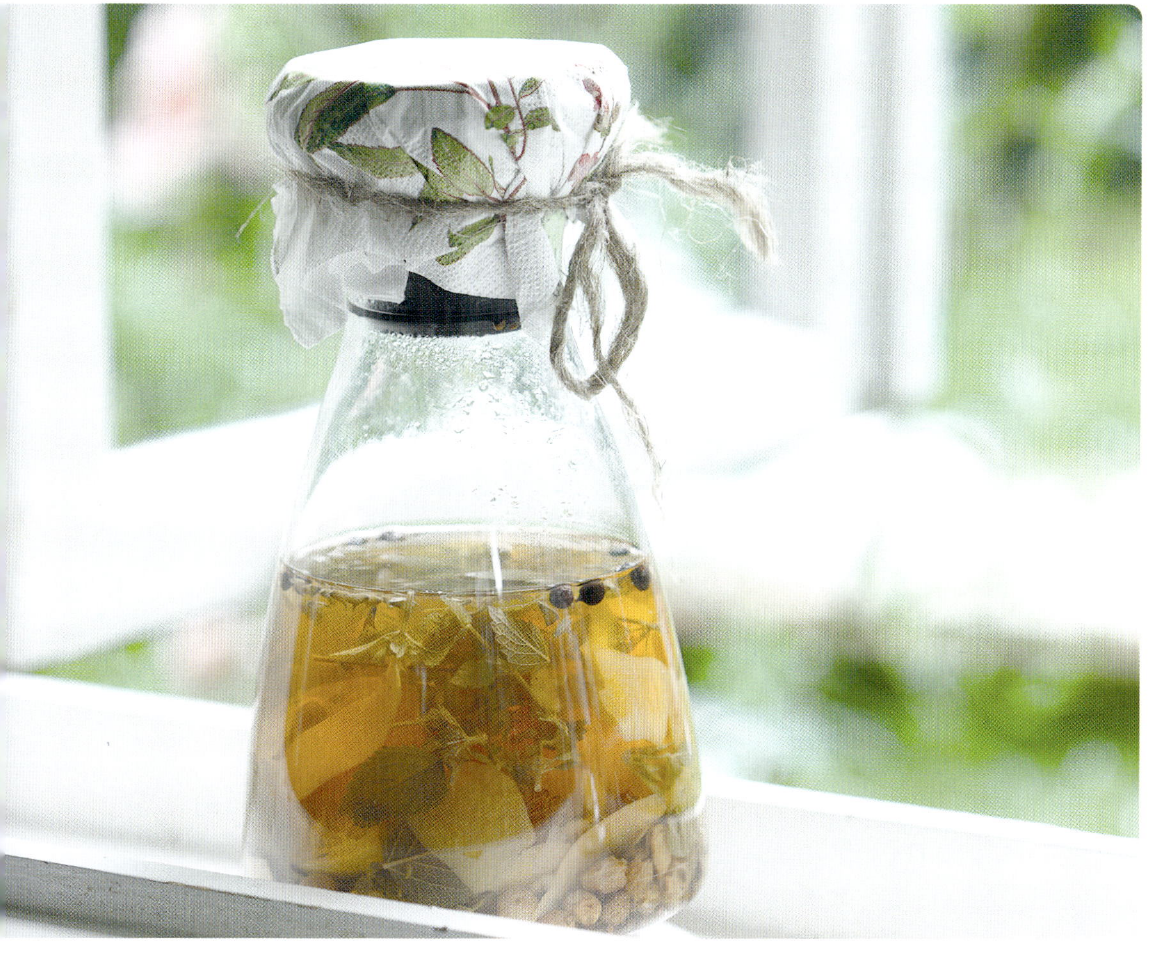

Zauberfraus „Malessengeist“

50 g Melissenblätter
50 g Apfelschale
50 g Rosinen
50 g Fenchelsamen
1 daumenlange Ingwerknolle gerieben
2 Knoblauchzehen
2 Scheiben Zitrone (Bio)
5 Nelken
5 Wachholderbeeren
½ Stange Zimt
1 ML Propolistinktur

- alles in einem Gefäß gut mörsern
- mit 1 l trockenem Weißwein übergießen
- 10–14 Tage möglichst im Sonnenlicht stehen lassen
- abseihen, in eine dunkle Flasche abfüllen, beschriften

Abends als Kur 4 Wochen lang 1–2 EL davon oder akut alle ¼ Stunde 1 TL, bis Besserung eintritt. Etwa 1 Jahr haltbar. *Achtung:* Nicht für Kinder oder Jugendliche geeignet.

Die Mischung wird vor allem für eine gute Verdauung eingenommen, aber wegen der darin enthaltenen Bitterstoffe wird ihr insgesamt eine große Heilwirkung zugeschrieben. Neuerdings gilt sie auch als Fatburner. Sie hilft zudem bei Neurodermitis und Muskel- und Gelenkschmerzen und wirkt als Immunstimulans. In einer alten Schrift spricht man von 40 Zutaten mit dem Schlusssatz: „Wer täglich diese Tropfen früh und abends nimmt, braucht keine andere Medizin, denn diese stärken den Körper, erfrischen die Nerven und das Blut, nehmen das Zittern der Hände und Füße. Kurz, sie nehmen überhaupt alle Krankheiten.“
Man unterscheidet zwischen dem kleinen und großen Schwedenbitter. Und am einfachsten ist es, die fertigen Kräutermischungen aus der Apotheke zu beziehen. Wer es dennoch probieren möchte, Schwedenbitter anzusetzen, dem sei auf Seite 69 meine ganz persönliche Rezeptur empfohlen (einige Tropfen früh und abends).

Magenschmerzen Es zwickt und drückt in der Bauchmitte, der Magen macht sich unangenehm bemerkbar. Oft kommen die Beschwerden von falschem Essen, doch hin und wieder kann auch etwas Schlimmeres dahinterstecken wie eine Magenschleimhautentzündung, Magengeschwüre oder – „worst case“ – Magenkrebs.
Halten die Beschwerden länger als 4 Wochen an, bleibt Ihnen der Gang zum Arzt nicht erspart!
Grundsätzlich sollten Sie bei Magenschmerzen folgendes bei Ihrem *Speiseplan* berücksichtigen: Salz, starke Gewürze und Fett meiden und dafür viel trinken. Nehmen Sie dafür je 1 Glas warmen Artischockensaft, zweimal täglich 1 TL Heilerde (am besten in Wasser oder verdünntem Saft), Kartoffelwasser, Leinsamenwasser (1 TL Leinsamen in 1 Tasse kaltem Wasser ziehen lassen, dann langsam trinken) oder Mandelwasser (250 g gemahlene Mandeln mit 1 l abgekochtem Wasser mischen, 2 Stunden ziehen lassen, abseihen). Regelmäßiges Ing-

Schlehen
Blüten, Rinde und Früchte wirken zusammenziehend, harntreibend, leicht abführend, fiebersenkend, magenstärkend und entzündungshemmend. Schlehenblütentee mögen besonders Kinder gerne und hilft ihnen bei Blasen- und Nierenproblemen, Verstopfung und Magenbeschwerden. Schlehensaft oder -sirup ist ein bewährtes Stärkungsmittel nach Infektionskrankheiten.

werwurzelkauen, 1 Stück Würfelzucker mit 3 Tr. Pfefferminzöl im Mund zergehen lassen oder ungesüßten Haferflockenbrei morgens zum Frühstück essen verschafft zusätzlich Linderung. Löffeln Sie zudem regelmäßig etwas Sauermilch oder ein Magentonikum (Seite 70), kauen Sie vor dem Schlafengehen 5–10 Walnusskerne, essen Sie eine Portion Ingwer- oder Kartoffel-Kümmelsuppe. 1 TL Haushaltsnatron auf 1 Glas Wasser wirkt ebenfalls Wunder. Schlehenblütentee (mehrere Tassen über den Tag verteilt), mindert zusätzlich die Beschwerden.
Auch eine *Rollkur* mit Kamillentee (2 Tassen trinken, dann je 5 Minuten liegen: Bauch, linke Seite, Rücken, rechte Seite, zweimal täglich) hilft bei Magenbeschwerden. Diese Teesorten helfen ganz wunderbar: Koriander-, Kümmel-, Pfefferminz-, Edelgamander-, Basilikum-, Mädesüß-, Wermut- oder Kalmus-, Anis-, Fenchel-, Pfennigkraut-, Melisse- oder Minzetee.
Folgende *Rosskur* sorgt rasch dafür, dass die Magenschmerzen verschwinden: Täglich ein Trunk aus 3 Teilen reinem Kirschbranntwein (40–45 %) und einem Teil Salz einnehmen.
Mein Tipp: Achten Sie auf genügend Wärme von außen und helfen Sie eventuell mit einer Wärmflasche, einem heißen Kartoffelwickel oder einem Vollbad mit Lavendelöl nach.

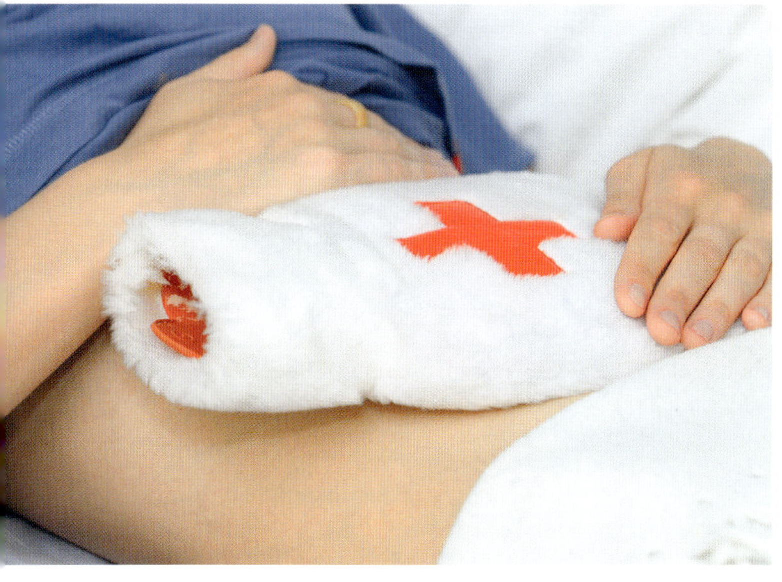

Bei Bauchgrummeln hilft Wärme.

Schwedenbitter

2 g Enzianwurzel
10 g Myrrhe
2 g Safran
2 g Sennesblätter
2 g Kampfer
15 g Rhabarberwurzel
10 g Zittwerwurzel
5 g Eberwurzwurzel
7 g Enzianwurzel
7 g Angelikawurzel
5 g Blutwurz
2 g Muskatblüte
15 g Kalmus
30 g Muskatnuss
7 g Diptamwurzel
15 g Manna cannelata
1,5 l mind. 40 %igen Branntwein, Korn oder Obstschnaps

- alles gut mörsern
- Mischung mit dem Alkohol übergießen
- 14 Tage ziehen lassen
- abseihen
- in eine dunkle Flasche abfüllen
- beschriften

Kartoffel-Kümmel-Suppe

2 Kartoffeln
je 1 EL Kümmel- und Leinsamen

- Kartoffeln schälen, vierteln und mit 1 l Wasser zum Kochen bringen
- Gewürze dazugeben, 10 Minuten kochen lassen
- Kartoffeln im Kochwasser klein stampfen
- eventuell Suppe leicht salzen

Magentonikum

60 g Kümmelsamen
je 1 EL Pfefferminzblätter, Lavendelblüten, Kümmel, Sternanis, Koriandersamen und geriebener Ingwer
200 g brauner Zucker
1 l guter Branntwein

- alles mischen, in eine Flasche abfüllen
- 4 Wochen möglichst warm und sonnig stellen
- abseihen und in eine dunkle, gut verschließbare Flasche füllen
- täglich morgens und abends 1–2 TL davon nehmen

Beruhigende Magenmischung

je 5 g Kamille, Hirtentäschelkraut, Minze, Fenchel, Dill, Majoran und Salbei
15 g Himbeerblätter

- alles gut mörsern
- mit 200 ml Wasser übergießen
- 20 Minuten stehen lassen
- abseihen

Nervöser Magen Ausgepowert? Verärgert? Aufgeregt? Selbst wenn man noch so cool und lässig daherkommen möchte, der Magen sagt meist schnell Bescheid, wenn mehr Schein als Sein uns überkommt. Um ihn milder zu stimmen, hilft eine „*Magenmischung*“ als Tee, ein warmes Säckchen oder ein warmer Wickel.
Auch *Kalmustee* oder ein *Heilpflanzentee* aus je 1 TL Kamillenblüten, Süßholz, Passionsblume bringt Linderung.

Sodbrennen Sodbrennen – das ist dieser brennend stechende Schmerz, der häufig vom Magen bis zum Hals hinauf zu spüren ist.
Meiden Sie, um die Beschwerden zu lindern, fette Speisen, starke Gewürze, Kaffee, Schwarztee und kohlesäurehaltige Getränke.
Auch *trinken hilft*, am ehesten mit höher gelegtem Oberkörper. Greifen Sie zu:

- Tee von Bitterklee, Tausendgüldenkraut, Basilikum, Süßholz, Ingwerwurzel, Fenchel, Anis, Kümmel, Odermennig, Brombeerblättern, Schlehenblüten oder frischen grünen Sellerieblättern
- 1 Glas kalter Milch oder Karottensaft
- 1 Glas Wasser mit 1 TL Kartoffelstärke
- 1 Glas Milch mit 1 TL Schwarzkümmel

- 1 Becher heiße Brühe
- 1 Glas Salzwasser mit Haushaltsnatron (¼ l Wasser, je 1 Msp. Salz und Haushaltsnatron)
- 1 EL Kieselgel oder Heilerde in etwas Saft aufgelöst
- 1 Glas warmem Wasser schlückchenweise
- 1 Glas Kochwasser von Reis oder Kartoffeln
- 1–2 TL Kondensmilch

Oder *essen* Sie:

- Möhren geraspelt
- Lakritze (nur in kleinen Mengen)
- Fenchelgemüse
- 1 Stück Käse, frische Ananas oder etwas Sauerkraut
- Senf von einem TL schlecken

Heiße *Kartoffelwickel* und *Heublumensäckchen* auf die brennende Stelle legen tut zusätzlich gut. Auch *Kauen* lindert die Beschwerden. Nehmen Sie dafür Koriandersamen, trockenes Brot, Trockenfrüchte, 2 EL Haferflocken oder Nüsse.

MUNDGERUCH Falls Sie selbst von Mundgeruch betroffen sind, probieren Sie diese alten Tipps aus der *Volksmedizin* aus: Morgens und abends 1 Stück Zucker mit 2 Tr. Lavendelöl beträufeln und im Mund zergehen lassen, Zähne mit Sesamöl putzen, täglich einen Apfel essen, viel Milch oder mehrmals täglich 1 Tasse Heidelbeer- oder Holundertee trinken.
Auch wirken *Mundspülungen* mit 1 TL Gerstenpulver in 1 Glas kühlem Wasser eingerührt (damit den Mund mehrmals täglich ausspülen) oder mit Obstessigwasser (1 Teil Essig, 3 Teile Wasser). Ebenso hilft *regelmäßiges Kauen* von Ingwer- oder Petersilienwurzel, Wachholderbeeren, frischen Spinatblättern, Anis, Dill, Kümmel, Salbeiblättern oder Kaffeebohnen, wie auch dreimal täglich mit Fenchelabsud *gurgeln* oder 1 EL Leinsamen in ¼ l Milch weich kochen und davon täglich 1–2 EL einnehmen oder damit gurgeln. Sie können sich zudem einen *Sirup* gegen Mundgeruch selbst herstellen (Schritt-für Schritt-Anleitung Seite 11).
Mein Tipp: Zahnprothesen über Nacht in Natronlösung legen, das neutralisiert deren Geruch (1 TL Haushaltsnatron auf 1 Glas Wasser).

SIRUP GEGEN MUNDGERUCH

je 25 g Salbei und Rosmarin
3 Nelken
½ Zimtstange
etwas geriebener Muskat
150 g Honig

Morgens 1 EL davon langsam im Mund zergehen lassen.

DURCHFALL, MAGEN-DARM-GRIPPE UND BRECHDURCHFALL Manchmal kommt's einfach aus heiterem Himmel oder weil die Psyche Alarm schlägt. Oft aber auch wegen handfester Erkrankungen wie Infektionen oder auch Allergien, Parasitenbefall, chronischer Darmerkrankungen, Vergiftungen oder Tumore.
Meist geht alles nach wenigen Tagen ohne Zutun vorbei. Manche Erreger verursachen jedoch besonders schwere Durchfälle,

Getrocknete Heidelbeeren

- Beeren auf ein mit Backpapier ausgelegtes Backblech
- bei ca. 50–60 °C auf mittlerer Schiene etwa 2 Stunden langsam trocknen

WHO-Empfehlung

Bei starkem Erbrechen und/oder Durchfall empfiehlt die Weltgesundheitsorganisation (WHO) eine elektrolythaltige Lösung zu trinken, um den Salzhaushalt des Körpers wieder ins Gleichgewicht zu bringen. Dafür wurde dieses Rezept entwickelt:

1 l abgekochtes und abgekühltes Leitungswasser oder kohlsäurefreies Mineralwasser
¼ TL Salz
2 EL Zucker oder Honig
¼ TL Backpulver
½ Glas Orangensaft oder 1–2 zerdrückte Bananen

- alles zusammenmischen und möglichst viel davon trinken

die eine Therapie erforderlich machen. Halten Durchfälle länger als eine Woche an, sollten Sie einen Arzt konsultieren um schwerwiegende Grunderkrankungen auszuschließen.
Achten Sie darauf, bei Durchfall Ihren *Körper warm* zu *halten* (Flanellunterwäsche und -bettwäsche, Socken), dazu helfen 3- bis 5-mal täglich nur *kleine Portionen* zu *essen*, bis der Durchfall vorbei ist. Versuchen Sie es mit Bratäpfel ohne allem, altem Weißbrot (gut durchkauen), gekochtem Heidelbeer-Holunderbeeren-Mus (am Anfang stündlich 2–3 EL), getrockneten Heidelbeeren (gründlich kauen, am Anfang stündlich 1 EL), gekochtem und stark gesalzenem Möhrenmus, Apfelbrei mit Salbei (1 Apfel reiben und in wenig Wasser kochen, dazu je ½ TL Honig, gehackte Salbeiblättchen, Butter), Bananenmus oder Blockschokolade (langsam lutschen).
Wenn Sie *Flüssiges* bevorzugen, greifen Sie zu Reiswasser (das Wasser, in dem Reis gekocht wurde, ½ Handvoll Reis auf ¼ l Wasser), Knoblauch-Honig-Apfelessig aus 200 ml Apfelessig, 2 zerdrückten Knoblauchzehen und 2 EL Honig (am Anfang stündlich 2–3 EL), Eichenrinden-, Katzenpfötchen-, Thymian-, Schwarz-, Flohsamen-, Königskerzen-, Brombeerblätter-, Kirschstiel-, oder Zimttee, Kefir, Johannisbeersaft, gekochter Rotwein oder Weißkrautsaft. *Von außen* helfen zusätzlich warme Essigwickel oder ein Wärmekissen.

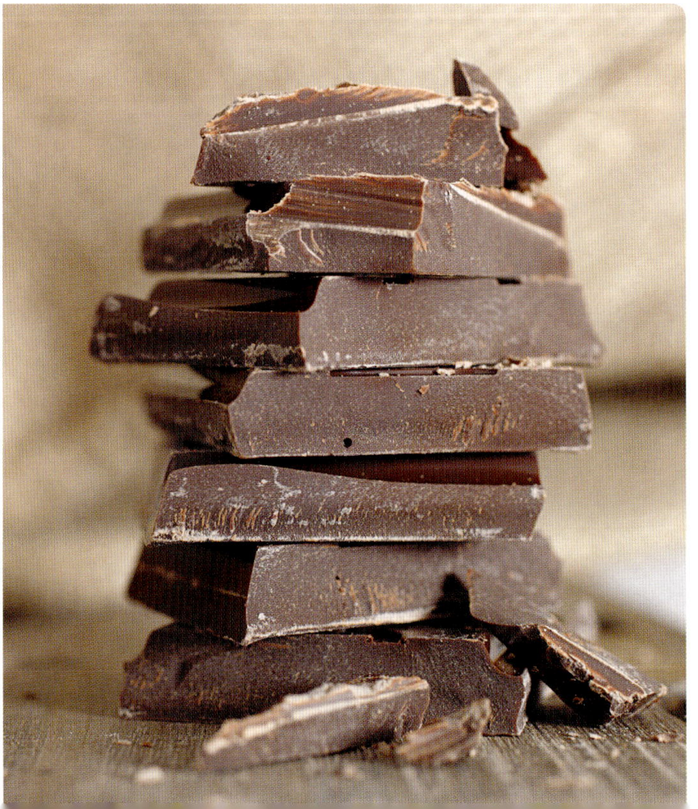

Süße Medizin gegen Durchfall: Blockschokolade.

BLÄHUNGEN Ob hier von Blähungen, Flatulenz, Furzen, Pupsen oder Leibwinden die Rede ist, es ist alles das Gleiche, nämlich eine verstärkte Entwicklung von Gasen im Magen und/oder Darmtrakt und das Entweichen derselben. Unangenehm sind sie jedenfalls alle zusammen.
Sind Sie betroffen, *meiden Sie Bier*, tragen Sie *warme Socken* und gönnen sich einen *Bauchwickel* mit warmem Rosmarintee. Auch *Bauchmassagen* mit Majorangel helfen.
Bis Besserung eintritt, können Sie *einnehmen*: ¼ l Milch mit 1 TL Kümmel aufgekocht, Salzgurken, Artischocken- oder Fenchelgemüse und kauen Sie mehrmals am Tag 1 TL Wacholderbeeren, Anis- oder Kümmelsamen oder Süßholz. Schlehenblütentee, mehrere Tassen über den Tag verteilt, Tee von Bohnen- oder Gänsefingerkraut oder warmer Apfelessig (täglich 1 EL) mindern ebenfalls die Beschwerden. Auch Lakritzbonbons helfen.

MAJORANGEL

je 1 TL Majoran, Anis-, Kümmel- und Fenchelsamen, Bohnenkraut, Süßholz
1 Zitrone geachtelt
3 Wacholderbeeren zerstampft
1 Msp. Gelbildner
je 1 TL Mandel- und Jojobaöl
10 Tr. ätherisches Öl Majoran
je 3 Tr. ätherisches Öl Limette, Rosmarin, Ingwer, Lavendel
7,5 g kosmetisches Basiswasser

- aus den Pflanzenteilen und Wasser 150 g Absud kochen, abseihen und abkühlen lassen, dann mit Gelbildner verrühren
- Mandel- und Jojobaöl und die Beinwelltinktur dazugeben
- ätherische Öle einrühren
- mit kosmetischem Basiswasser konservieren
- abfüllen, beschriften, Haltbarkeit ca. 3 Monate

LAKRITZBONBONS

50 g Süßholz geraspelt
ca. 100 ml Wasser
je 1 Msp. Zimt, Ingwer, Honig, Kardamom
1 TL Vanillezucker

- Süßholz mit etwas Wasser bedeckt 15 Minuten kochen
- Masse durchsieben, weiterkochen lassen, bis sie zäh wird
- Gewürze untermischen
- Backpapier auf ein Blech legen
- Masse darauf streichen, etwas erkalten lassen und Stückchen von Bonbongröße schneiden
- gänzlich erkalten lassen

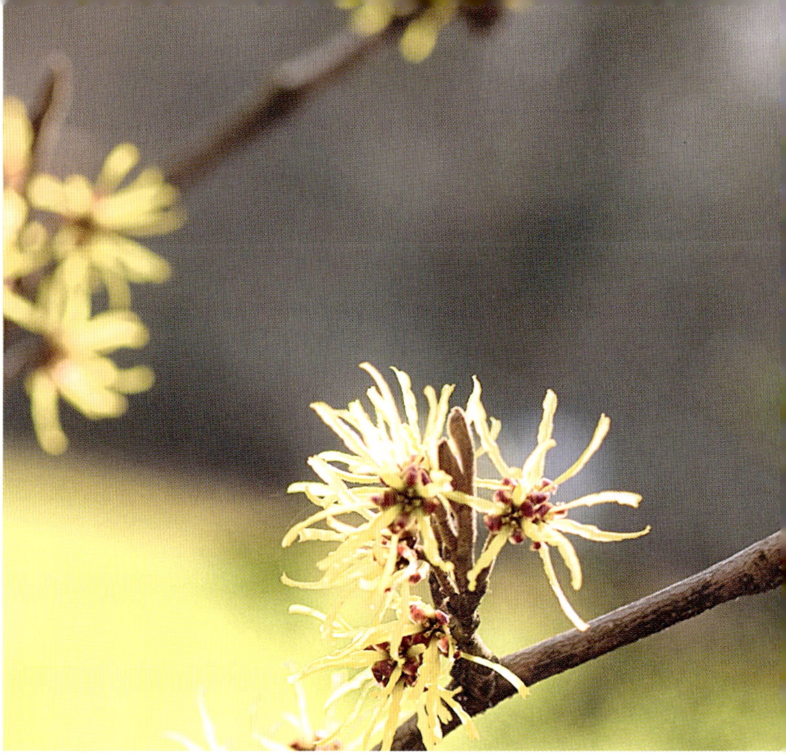

Blätter und Rinde der Zaubernuss wirken unter anderem gegen Juckreiz.

Verdauungstonikum

je 1 EL Minze, Kamille
je 1 TL Anis, Fenchel, Kümmel
½ Zimtstange
5 weiße Pfefferkörner
100 ml Wodka

- alles mischen
- 3–4 Wochen kühl und dunkel stellen
- abseihen
- wieder in eine Flasche füllen und kühl und dunkel stellen
- 10 Tr. täglich vor dem Schlafengehen in ½ Glas lauwarmem Wasser einnehmen

Verstopfung Trinken Sie wirklich genug und auch das Richtige (wenig Alkohol und wenig süße Getränke)? Nehmen Sie zu viele stopfende Nahrungsmittel zu sich? Bewegen Sie sich zu wenig? Manchmal sind aber auch Krankheiten verantwortlich für Verstopfung wie zum Beispiel Zöliakie oder Diabetes. Lassen Sie das abchecken, falls die Beschwerden länger als 4 Wochen anhalten.
Ansonsten – *Bewegung* heißt das Zauberwort! Täglich eine ½ Stunde Seilspringen hilft besonders gut und macht obendrein noch Spaß! Zudem sollten Sie Ihre Essgewohnheiten umstellen und das mit auf den *Speiseplan* setzen: Vollkornbrot, zum Nachtisch häufiger ein Stück frische Ananas, Leinsamen (1 EL morgens und abends), Auberginenbrei, *Tee* von Kümmel-, Fenchel- oder Flohsamen, Löwenzahn oder Stiefmütterchen oder morgens *auf nüchternen Magen* ein Glas Buttermilch, Aprikosen-, Sauerkraut-, Rettich-, Pflaumen- oder Tomatensaft, 1 Glas lauwarmes Wasser mit 1 EL Apfelessig und 1 TL Milchzucker. *Zum Frühstück* 4 tags zuvor eingeweichte Feigen, Pflaumen oder Dörrpflaumen mit 1 EL Leinsamen wirken Wunder, ein Kräutertrunk (je 1 EL Giersch, Löwenzahn und Sauerampfer mit Wasser, Milch, Buttermilch, Molke oder Saft pürieren) und Verdauungstonikum ebenfalls.
Auch *abends* gelegentlich ein ½ Glas heißes Bier mit Chilipulver trinken hilft, ebenso wie *morgens und abends* 1 TL Olivenöl pur, 1 EL Rizinusöl (in 2 EL Saft gemischt, meist setzt nach ca. 2 Stunden eine kräftige Wirkung ein) oder etwas Milchzucker (täglich zweimal 1 TL) einnehmen. Frischer Most oder neuer

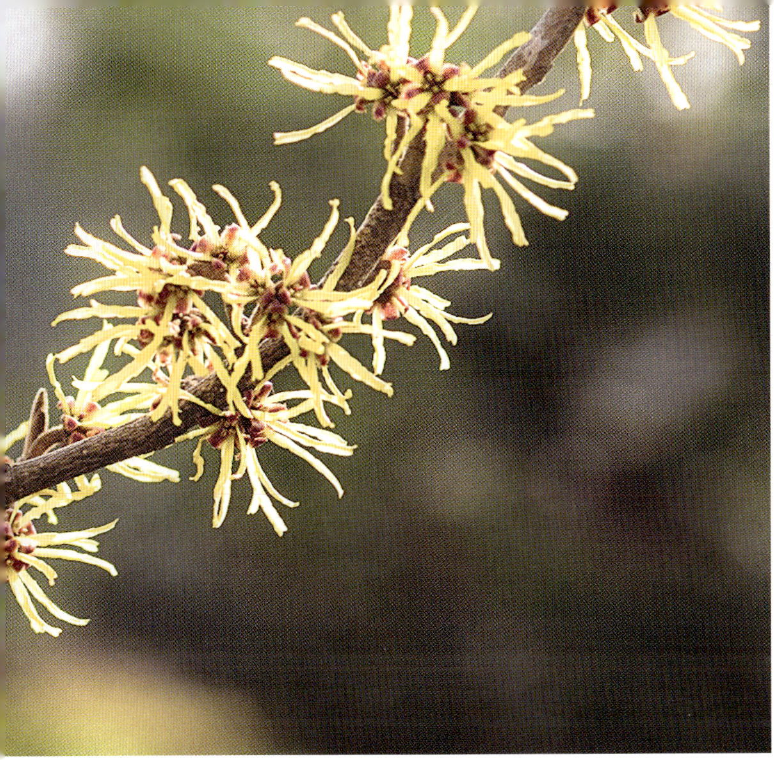

süßer Wein (Suser, Federweißer, Sturm), Kamillentee mit 1 TL Heilerde verrührt oder mehrere Gläser Lauch-/Poreewasser (in 1 l Wasser 2 Stangen Lauch weich kochen, nur das Wasser trinken) bringen die Sache in Gang. Auch Schlehenblütentee, mehrere Tassen *über den Tag verteilt*, mindert die Beschwerden. *Von außen* unterstützen Sie mit Kamillenteeeinläufen, heißen Lendenwickeln, Zäpfchen aus einem fingernagelgroßen Stückchen Kernseife oder einem warmen Fußbad mit 1 l Wasser, 1 EL Salz und 1 Tasse Essig.

HÄMORRHOIDEN Es ist jedem Betroffenen lästig, peinlich und es ist schmerzhaft – und dann brennt und juckt es auch noch. Dagegen helfen *äußerliche Anwendungen*: betroffene Stellen mehrmals täglich vorsichtig mit eiskaltem Apfelessigwasser (1:10) bzw. Apfelmost betupfen oder regelmäßige Sitzbäder mit je 1 EL Schachtelhalm, Malvenblüte- oder Eichenrinde. Wirkstoffbinden (Windel oder Damenbinde bestreichen), Umschläge oder Kompressen mit Quark, frischem Tomatensaft, Zaubernussabsud, Rettichspitzsaft, Arnika-, Rosskastanien- oder Wachholderbeerenabsud oder Tee von Mäusedorn oder Königskerze tun ebenfalls gut. Versuchen Sie es auch mal mit einer Massage mit Nachtkerzen- oder Zypressenöl, Hämorrhoidenwachs oder Zaubernuss-Creme: morgens und abends auftragen und sanft einmassieren.
Mit *innerlichen Anwendungen* finden Sie ebenfalls Erleichterung: Trinken Sie zweimal täglich 1 Glas Heidelbeertee und sorgen Sie mit ballaststoffreicher Kost für weicheren Stuhlgang.

ZAUBERNUSS-CREME

FETTPHASE
25 g Kakaobutter
4 g Bienenwachs
25 g Jojobaöl
3 g Emulsan II
3 g Lanolin

WASSERPHASE
60 g Zaubernussabsud

WIRKSTOFFPHASE
6 g kosmetisches Basiswasser
je 3 Tr. Myrthe- und Zypressenöl

Im Kühlschrank etwa 3 Monate haltbar.

HÄMORRHOIDENWACHS

2 g Bienenwachs
5 g Kakaobutter
5 g Johanniskrautöl
je 2 g Öl von Kamille, Zypresse
je 5 Tr. Öl von Bergamotte, Wachholderbeere, Teebaum
je 2 Tr. Weihrauch, Zedernholz, Schafgarbe, Sandelholz
1 TL Schafgabentinktur

- feste Fette schmelzen
- Öle untermischen
- in ein Döschen abfüllen und fest werden lassen, beschriften

Mit ein paar Tropfen Antiranz konserviert, ist es sehr lange haltbar, ca. 1–2 Jahre.

Was ist Kurkuma?
Kurkuma (aus Südasien) gehört zur Familie der Ingwergewächse und gilt als wichtige Gewürzpflanze. In Indien ist die Verwendung von Kurkuma seit 4000 Jahren belegt. Es gilt dort als heilig und wird als Heilpflanze vor allem für ihre körperreinigende und energiespendende Wirkung geschätzt. Auch beeinflusst Kurkuma positiv die Magensaft- und Gallensäureproduktion.

Diabetes Diabetes gehört zu den häufigsten Volkskrankheiten mit schwerwiegenden Folgen wie Mangeldurchblutung, Unterzuckerung oder Gefäßverschlüssen. Diabetiker gehören also in medizinische Hände. Schulmedizinisch kann man das alles mit Medikamenten, Spritzen und zusätzlich viel Bewegung in Griff bekommen.
Sowohl tägliche *Bewegung*, eine halbe Stunde laufen, Radfahren oder Schwimmen, gehört ebenso zum Pflichtprogramm, wie eine mediterrane und zinkreiche *Ernährung* sowie möglichst wenig Alkoholkonsum. Hausmittel unterstützen wie ein *Tee*, *Brei* oder *Absud* von Muskatellersalbei, Heidelbeeren, Beifuß, Königskerze, Kurkuma, Bockshornkleesamen, Zimt oder Zwiebeln.
Mein Tipp: Bockshornkleesamen gilt in vielen Lehren als Zuckersenker.
Probieren Sie es auch mit einem *Dekokt* von grünen Teeblättern (kalt aufgesetzt) täglich 1–2 Tassen, einer *Kürbiskur* (3 Wochen lang täglich ca. 400 g Kürbis essen) oder *Austernkur* (täglich dreimal 3 Austern essen) und gekochtem *Hirsebrei* (täglich 100 g), die Werte auf natürliche Weise zu regulieren.

Kohlsuppe

1 kleiner Kopf Weißkraut
je 1 Handvoll Brokkoli- und Blumenkohlröschen
2 Paprikaschoten
1 kg Möhren
2 Gemüsezwiebeln
1 Stangensellerie
2 Dosen Tomaten
Gemüsebrühe (bis alles bedeckt ist)
Salz und Pfeffer

- das Gemüse putzen, zerkleinern
- im Topf mit Gemüsebrühe aufsetzen
- ca. 30 Minuten kochen lassen
- mit wenig Salz und reichlich Pfeffer abschmecken

Zöliakie, Sprue und Glutenunverträglichkeit Wenn Sie zu den Menschen gehören, die das Klebereiweiß aus Weizen, Gerste, Hafer, Roggen und weiteren Getreidearten nicht vertragen, hilft Ihnen vielleicht der tägliche Verzehr einer Handvoll *Kornelkirschen*.

Zu viele Pfunde Den Prozess des Abnehmens können neben dem reinen Kalorienzählen manche Tricks etwas erleichtern. Zum Beispiel diese:
- morgens nüchtern 1 Glas lauwarmes Wasser mit dem Saft einer Limette oder 2 Tomaten
- morgens nüchtern 2 Tomaten
- 5–7 kleine Obst- und Gemüsemahlzeiten pro Tag von ca. 80–110 g
- Ingwer-Knoblauchtee (1:1), über den Tag verteilt immer wieder 1 Tasse
- Pfefferminz-, Melissen-, Maishaar oder Johanniskrauttee
- täglich 2–3 Aprikosen
- Kohlsuppe – wann immer der Hunger kommt
- Sport, Sport und Sport (bei mäßiger Pulsfrequenz zwischen 110 und 130 Schlägen pro Minute)

Für Leber, Galle, Niere und Blase

Ist Ihnen etwas über die Leber gelaufen, kommt Ihnen vor Wut die Galle hoch oder ist Ihnen etwas an die Nieren gegangen? Der Volksmund weiß, dass seelische Belastungen auf die inneren Organe schlagen können.

ENTSCHLACKUNG Entschlackung heißt Entgiftung und Entschleunigung für den Körper – er dankt es mit Wohlbefinden. Einen Entschlackungstag kann man sich von Zeit zu Zeit mal gönnen, ein Tag pro Monat ist optimal.
Dafür gibt es *verschiedene Methoden*, wie einen Tag lang nur Maishaartee trinken, nur frisches Obst essen, 2 l Gemüsesaft und 2 l warmes Wasser über den Tag verteilt trinken oder einfach nur 3–4 kg frische Trauben über den Tag verteilt essen. Auch eine Eintages-Kartoffelkur entgiftet den Körper: 1 Pfund Kartoffeln mit 2 l Salzwasser kochen, anschließend pürieren und den Brei über den Tag verteilt essen.

LEBERENTZÜNDUNG Die Leber ist die Entgiftungsstation des Körpers und hat ständig ziemlich viel zu tun mit zu fettem Essen, zu vielen Kohlenhydraten und zu viel Alkoholkonsum. Das kann sie auf Dauer krank machen.
Einer kranken Leber helfen tägliche *Mundspülungen* mit je 1 TL Sonnenblumen- und Leinöl. Ihren *Speiseplan* sollten Sie ergänzen mit: täglich 1 Stück Ingwerwurzel oder 6–8 Löwenzahnstängel kauen, 2 Becher Mariendistel-, Haferwurzel-, Salbei-, Lavendel-, Minze-, Odermennig-, Fenchel-, Maishaar-, Heidelbeer- oder Lebertee (2 Tassen morgens).
Auch mit Topinambursaft, 2 TL Leinöl in Artischockensaft, 250 g Magerquark oder Erbsen, Chicorée mit Honig (entweder in Honig und etwas Butter gedünstet oder als Salat mit Honigdressing) und Kümmel an alle Speisen helfen Sie Ihrer Leber auf die Sprünge.
Von außen können Sie sich vor allem mit Wärme Linderung verschaffen. Manchen Sie sich dafür eine Wärmflasche, feucht-heiße Heublumen-Schafgarben-Wickel oder warme Maisbreiauflagen.

GALLENBESCHWERDEN Die Aufgabe der Galle ist es, mithilfe der Gallenflüssigkeit die Verdauung zu optimieren. Zeigen sich bei Ihnen Gallenbeschwerden, achten Sie auf fettarme Kost und schaffen Sie sich Linderung, indem Sie diese Mittel mehrmals wöchentlich bei der *Speiseplanung* berücksichtigen: Nüsse (gründlich kauen), Löwenzahntee, Kefir, Saft von ½ Zitrone und 2 EL Olivenöl (mischen und über den Tag

GEMÜSE-ENTSCHLACKUNGSSAFT

500 g Möhren
200 g Kartoffeln
je 2 TL Kümmel und Leinsamen
1 Bund frische, gemischte Kräuter

- Gemüse mit den Samen in 2 l Wasser weich kochen
- Saft abseihen
- Kräuter pürieren und in den Saft geben
- Saft am besten warm trinken

LEBERTEE

je 1 TL Löwenzahnblüten, Schafgarben, Salbei, Ingwer, Minze und Kümmel

- kalt mit ¼ l Wasser aufsetzen
- einmal auf kochen und dann 15 Minuten ziehen lassen
- abseihen

verteilt „kauen"), Ingwertee, Artischocken, Aloe-Vera-Saft oder Buttermilch. Auf nüchternen Magen hilft es 1 Glas Rettich- oder Kohlsaft oder Bitterklee- oder Wermuttee zu trinken. *Von außen* können Sie sich mit warmen Säckchen, Umschlägen oder Wickeln mit Kurkuma- oder Zwiebelabsud oder heißem Leinsamen helfen. Wenn Ihnen im wahrsten Sinne des Wortes gelegentlich die Galle hochkommt, wäre es auch an der Zeit, kritisch Ihre *Gemütslage* zu überprüfen. Nichts ist gesünder als ein ausgeglichenes und heiteres Gemüt, Zufriedenheit und Toleranz sich selbst und anderen gegenüber!

Blasen- und Nierenentzündung Man mag es ja eigentlich nicht hören, aber die Tatsache eine Frau zu sein, reicht fast schon für die Diagnose Blasenentzündung aus. Auf 50 Frauen kommt nur ein Mann mit diesem Problem. Und woran liegt es? An der kürzeren Harnröhre (4 cm:20 cm)! Wenn der Urin blutig ist, Fieber dazukommt oder die Flanken weh tun, wird es Zeit für den Arztbesuch und ein Antibiotikum.
Um die *Nieren gut zu spülen*, trinken Sie buchstäblich literweise verdünnten Cranberrysaft, Tee von Maishaar, Bärentraubenblättern, Brunnenkresse, Birken- oder Walnussblättern, Diptamwurzel, Goldrute, Hagebutte, Eibisch- oder Selleriewurzel, Petersilie, Borretsch, Preiselbeeren, Vogelmiere oder Zinnkraut, 1 EL Kreuzkümmelsamen auf 300 ml Wasser (aufkochen und abkühlen lassen, schluckweise über den Tag verteilt trinken) und Blasentee.
Auch helfen 1 EL Zinnkrautabsud in ¼ Glas warmem Wasser gelöst (sobald das Kribbeln beginnt, stündlich trinken, dann in immer größeren Abständen, bis die Beschwerden vorbei sind) sowie Lauch-/Porree- oder Schwarzwurzelwasser (in 1 l Wasser 2 Stangen Lauch oder 200 g Schwarzwurzeln weich kochen, nur das Wasser über den Tag verteilt trinken).
Nahrungsmittel lindern Blasenbeschwerden ebenso. Achten Sie sowohl auf salzreduzierte Kost als auch möglichst viel davon (am besten 3- bis 5-mal täglich eine Portion) zu essen: Borretsch, Sauerkraut, Erdbeeren oder ein Süppchen aus gleichen Teilen Lauch, Kartoffeln und Milch oder Meerrettichsuppe.
Wärme wirkt unterstützend von außen: Sorgen Sie für warme Füße (dicke Socken tragen), machen Sie sich eventuell warme Blasenwickel, Säckchen oder Kompressen aus Zinnkraut- oder Kapuzinerkresseabsud oder Heublumen und legen Sie nach dem Wasserlassen eine Wärmflasche zwischen die Beine. Auch ein Sitzbad mit Heublumen (2–3 Handvoll auf ein Vollbad) schafft Linderung. Schließlich hilft auch ein *Kamillenteeeinlauf*.
Mein Tipp: Stets nach dem Sex sofort Wasser lassen, das hilft vorbeugend. Genau wie den Popo stets von vorn nach hinten putzen.

Heublumen
Sie sind ein Gemisch von Blättern, Blüten, Samen oder Pflanzenstängeln verschiedener Wiesenpflanzen wie Quecke, Trespe, Lolch, Schwingel, Lieschgras, Fuchsschwanz, Ruchgras und Knäuelgras. Für die Gewinnung wird das geerntete Heu mehrfach gesiebt und von allzu groben Teilen sowie Sand, Staub und Erde befreit. Sie lindern Schmerzen, dienen der Beruhigung, Entspannung, Immunstärkung und Durchblutungssteigerung.

Blasentee 1

je 2 EL Goldrutenkraut, Maishaar und Löwenzahnkraut
je 1 EL Bärentraubenblätter, Brennnesselblätter, Hauhechel
1 EL Honig

- jeweils Blätter mit 2 l kochendem Wasser übergießen und 20–30 Minuten ziehen lassen, dann abgießen
- so viel wie nur möglich davon trinken

Blasentee 2

je 1 EL Bibernelle, Kreuzkümmelsamen und Kamillenblüten
je 1 TL Melissenblätter, Hagebutten, Eibischwurzel, Zinnkraut
1 EL Honig

- Den Tee bereiten Sie wie Blasentee 1 zu.

Meerrettichsuppe

300 g frisch geriebener Meerrettich
200 g Kartoffeln gerieben
200 g Sellerie
1 l Wasser
Salz, Pfeffer, Zitronensaft
Schmand

- Meerrettich, Sellerie und Kartoffeln mit dem Wasser aufkochen, 5 Minuten kochen lassen
- Schmand nach Belieben zugeben, alles pürieren
- mit Salz, Pfeffer und Zitronensaft abschmecken

Medizin aus dem Kühlschrank

Butter, Joghurt und Quark sollten gegen allerlei Zipperlein allzeit bereit stehende Basics in Ihrem Kühlschrank sein, für eine komplette „Kühlschrankmedizin“ können Sie das Repertoire erweitern mit Kefir, Molke, Butter- und Sauermilch. Somit sind Sie für alle Eventualitäten gerüstet. Und wenn das Verfallsdatum naht – einfach essen und wieder Neues besorgen.

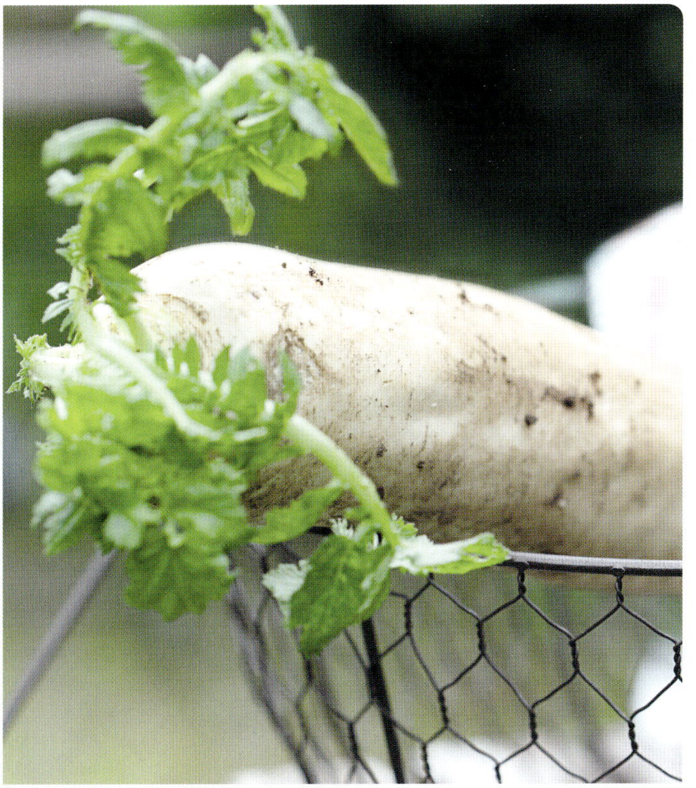

Rettich ist eine uralte Medizin.

Für Muskeln, Sehnen, Gelenke und Knochen

Ein Mensch besitzt über 200 Knochen, 100 Gelenke und unzählige Muskeln und Sehnen. Kein Wunder also, wenn sich gelegentlich mal davon etwas bemerkbar macht.

WADENKRÄMPFE Zur *Vorbeugung* von Wadenkrämpfen hilft es, viel Mineralwasser oder 1 Tasse Mäusedorntee zu trinken, täglich Haferflockenmüsli zu essen, 1 Handvoll gemischte Nüsse zu kauen (zum Beispiel Mischung Erdnüsse, Haselnüsse, Walnüsse, Mandeln) oder möglichst häufig Bananen, Sesamsaat, Fisch, Milchprodukte, Datteln, Feigen, Rosinen und Vollkornprodukte im Speiseplan zu berücksichtigen. Auch eine Tasse Kakao – eine super Magnesiumquelle – beugt vor.
Wenn der *Krampf* schon da ist, versuchen Sie sich aufzusetzen, mit beiden Händen den Fuß zu packen und kräftig in Richtung Oberkörper zu ziehen, so lange, bis Besserung eintritt. Auch die Zehen nach oben ziehen und den Krampf ausstreichen von oben nach unten bis zum Knöchel wirkt gut.
Ein warmes *Vollbad*, das *Einreiben* mit Franzbranntwein (Rezept Seite 82), ein Stückchen *Kernseife* im Bett (in die Nähe der Beine) oder ein *Kissen*, gefüllt mit gehäckselten Weinkorken und Weinlaub, lassen den Krampf verschwinden.

RÜCKENSCHMERZEN Lesen Sie dazu auf Seite 122.

GELENK- UND KNOCHENSCHMERZEN Dagegen helfen *kalte Umschläge oder Wickel* (bitte haben Sie Geduld, 10 Tage kann es schon mal dauern, bis die Beschwerden weniger werden oder gar verschwinden) mit Quark (stündlich neu), Hirschtalg, gekochten und kurz ins Eisfach gelegten Wirsingblätter oder Heilerdebrei (mit etwas Wasser zu Brei angemischt).
Auch *Kompressen* mit essigsaurer Tonerde, Farn- oder Meerrettichtinktur, Lehm, Lauch-, Fenchel- oder Kastanienbrei, Beinwelltinktur, Bockshornkleesamenbrei (100 g Samen mit 100 ml Wasser weich kochen, zweimal täglich 20 Minuten) oder einer Kirschbranntwein-Salz-Mischung wirken lindernd.
Einreibungen und/oder *Massagen* mit einer Ölmischung aus je 15 g Mandel- und Jojobaöl und je 5 Tr. ätherischem Öl von Muskatellersalbei, Ingwer, Zimt, Orange, Zypresse und Calendula oder mit der SOS-Salbe (Schritt-für Schritt-Anleitung Seite 18) tun gut.

Kirschbranntwein-Salz-Umschläge

1 l 40–45 %iger Kirschbranntwein
1 EL Salz

- Salz im Branntwein auflösen
- Plastikunterlage aufs Bett legen, darauf ein mit der Mischung getränktes Handtuch legen
- ½ Stunde auf das Handtuch legen, ringsherum gut warm halten
- anschließend betreffende Hautstelle waschen

SOS-Salbe

Fettphase
20 g Avocadoöl grün
10 g Kakaobutter
8 g Lamecreme
5 g Cetylalkohol
5 g Emulsan II
15 g Glycerin

Wasserphase
35 g destilliertes Wasser

Wirkstoffphase
11 Tr. Paraben K
10 Tr. Aloe Vera
je 5 Tr. ätherisches Öl von Fichtennadel, Kiefernnadel, Zedernholz, Kampfer
10 Tr. ätherisches Öl Pfeffer- oder Krauseminze

Im Kühlschrank etwa 3 Monate haltbar.

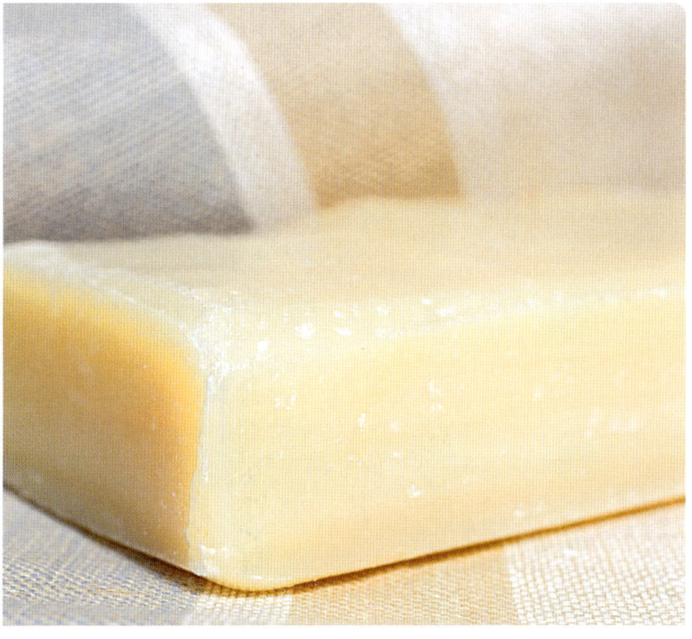

Ein Stück Kernseife im Bett hilft bei Wadenkrämpfen.

ROSMARIN, DAS LIEBESKRAUT
Rosmarin wirkt entzündungshemmend, krampflösend, pilztötend bis schmerzstillend. Früher wurde es vor allem als Aphrodisiakum eingesetzt und gern in Brautkränze und -sträuße eingebunden (darum auch die damalige Bezeichnungen „Braut- oder Liebeskraut“) – auf dass der Kindersegen der Brautleute reichlich ausfallen möge. Nach der Hochzeitsnacht steckte man die Zweige in Erde. Wuchsen sie an, bedeutete das langes Eheglück.

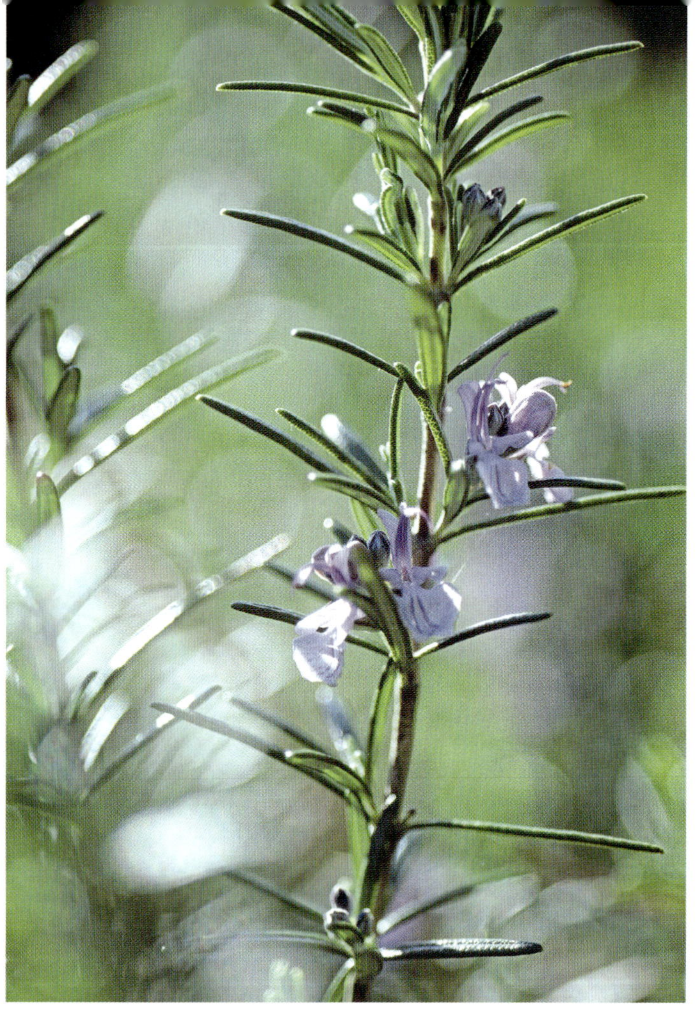

Rosmarin nannte man früher auch Liebes- oder Brautkraut.

FRANZBRANNTWEIN

1 l 40 %iger Kornbranntwein
folgende ätherische Öle:
3 Tr. Angelika
je 5 Tr. Latschenkiefer, Zirbelkiefer, Kampfer, Fichtennadel, Zitrone, Rosmarin, Salbei
2 Tr. Pfefferminze
8 Tr. Lavendel

- alle Zutaten mischen
- abfüllen, beschriften; mehrere Jahre haltbar

Wenn Sie Ihren Knochen etwas Gutes tun wollen, dann trinken sie zudem *zur Vorbeugung* viel frischen Kirschsaft und essen Sie häufig Schwarzwurzelgemüse. Baden Sie gerne, greifen Sie als Zusatz zu frischen Birkenblättern oder Heublumen.
Und das machen die alten Bauern gegen Beschwerden: Säckchen mit Kupfermünzen auflegen und festbinden – das zieht den Schmerz raus.

MUSKELKATER Das ist nichts anderes als eine Überbelastung bestimmter Muskelpartien. Harmlos, doch nicht schmerzlos. Dagegen helfen *Eiskompressen*, eine *Massage* mit Anti-Muskelkater-Öl (je 30 g Johanniskrautöl, 30 g Olivenöl und je 5 Tr. Lavendel-, Blutorangen- und Weihrauchöl), ein lauwarmes *Vollbad* mit 100 g Kochsalz oder *Einreibungen* mit Franzbranntwein.

PRELLUNG Lesen Sie dazu auf Seite 29.

ZERRUNG UND VERSTAUCHUNG Lesen Sie dazu auf Seite 29.

Arthrose (Gelenkverschleiss) Ob altersbedingt, als Folge eines Unfalls, einer angeborenen Fehlstellung oder übermäßiger Belastung, Arthrose tut weh. Sie können aber durch eine gezielte *Ernährung* den Beschwerden entgegen essen. *Meiden* Sie grundsätzlich alle tierischen Eiweiße und Fette wie Fleisch, Fisch, Wurst, Eier, Käse und alle anderen Milchprodukte, Öle (außer kalt gepressten Oliven-, Lein- und Hanfölsorten), Weizenmehlprodukte, Fertiggerichte, Konserven, Zucker, Süßstoffe, Kaffee, Schwarztee und allzu viel Alkohol.
Greifen Sie *stattdessen* zu Salat, Gemüse, Obst, Sprossen und Keime, Soja, Hirse, Dinkel, wenig, aber hochwertigem Vollkornbrot (besser noch ist Sprossenbrot), Rüben, Kartoffeln, Naturreis, vegetarischen Brotaufstrichen, kalziumreichen Mineralwassersorten, Grün- und Kräutertee. Auch Bier und trockener Rotwein in Maßen und regelmäßig ein Tässchen Weiderindentee helfen, ebenso der Genuss von Trockenobst und Nüssen.

Knochenschwund Osteoporose – das Angstwort vor allem der älteren Frauen! Männer sind seltener betroffen. Durch die altersbedingte Abnahme der Knochendichte setzt ein übermäßig schneller Abbau der Knochensubstanz und -struktur ein, was wiederum eine erhöhte Anfälligkeit für Brüche aller Art bedingt.
Dagegen können Sie vorbeugend vor allem durch regelmäßige *Bewegung* und zielgerichtete *Ernährung* etwas tun. Hochdosierte *Kalzium*kapseln (1000 mg pro Tag) aus der Apotheke, kalziumhaltiges Essen und ebensolche Getränke (Mineralwasser!) sollten täglich auf dem Speiseplan stehen und das ebenfalls mehrmals im Monat:

- Kefir, Käse, Milch und alle weiteren Milchprodukte
- Löwenzahn und Spitzwegerich (in jeglicher Form wie Tee, Salat)
- viel Dunkelgrünes (Spinat, Kräuter)
- Sardinen und Tofu
- Grünkohl
- Brokkoli
- Vollkorngetreide
- Hülsenfrüchte

Gicht Gicht ist eine Stoffwechselerkrankung, die durch eine Senkung des Harnsäurespiegels im Blut gelindert werden kann. Stellen Sie daher Ihren *Speiseplan* auf Mittelmeerkost um. Diese beinhaltet viel Salat und Gemüse, Eiweiß in Form von fettarmen Milchprodukten, Seefischarten und Schalentieren sowie viele ungesättigte Fettsäuren wie Olivenöl. Auch ein *Sirup* aus gekochten Ebereschenbeeren (Vogelbeeren) hat sich bewährt.

Ebereschensirup

500 g Beeren
2 l Wasser
100 g Honig
25 ml 70 %iger Alkohol

- Wasser mit den Beeren aufsetzen und zwei Minuten kochen lassen
- mit dem Honig mischen, dann alles fein pürieren
- zur Konservierung den Alkohol dazugeben
- durch ein Sieb streichen und in eine dunkle Flasche abfüllen

Achtung: Die Beeren sind roh giftig.

Rheuma-Gel

50 g destilliertes Wasser
1 Msp. Gelbildner
5 g Chilitinktur
je 5 Tr. Öl von Latschenkiefer, Rosmarin, Weihrauch, Chili, Lavendel
10 Tr. Orangenöl
1 EL Sesamöl

- Wasser und Gelbildner zu einem glatten Masse rühren
- Tinktur einrühren
- Öle untermischen
- abfüllen, beschriften

Rheuma Bei dem Wort Rheuma denkt man unweigerlich an knorpelig verformte Fingergelenke und reißende und ziehende Schmerzen an den Knochen. Wer betroffen ist, leidet.
Doch es gibt Mittel, die Linderung verschaffen können. Probieren Sie es mit täglichen *Wickeln* mit Senfpulver, Kümmelöl, Lehm, heißen Kartoffeln, Schlüsselblumentee oder einer Mischung aus je 2 EL Lavendelblütenpulver und 70 %igem Branntwein und 200 ml Apfelessig. Auch *Umschläge* mit Schafwolle, heißem Schweinefett, Farnkrautwurzelsud, Brennnesselsaft und frisch geriebenem Meerrettich lindern die Beschwerden. Mit *Massagen* tun Sie sich ebenfalls etwas Gutes. Nehmen Sie dafür Heublumenöl (1 EL Heublumen mit 2 EL Olivenöl pürieren, auftragen) oder das Rheuma-Gel 2- bis 4-mal täglich.
Mein Tipp: Generell sagt man, dass jeder, der Rheuma hat, eine lebendige Katze im Bett braucht, denn diese legt sich intuitiv an die schmerzenden Stellen – *Wärme* tut gut und wirkt heilend.
Von innen können Sie Rheuma mit der richtigen Ernährung entgegenwirken. Achten Sie auf fischreiche Mahlzeiten besonders von Hering, Lachs, Makrele, Steinbutt und probieren Sie zusätzlich: täglich ½ l warme Milch oder Molke vor dem Frühstück, morgens und abends je 1 EL Zimthonig (3 Tr. Zimtöl auf 1 EL Honig) oder Tee von Teufelskralle, Bachbunge, Brennnessel, grünem Haferklee, Löwenzahn, Melisse, Birkenblätter oder Goldrutenkraut.

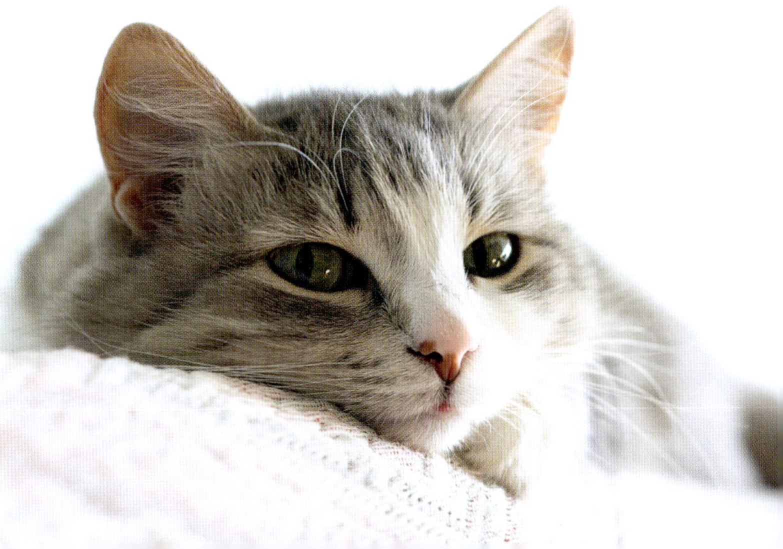

Eine Katze im Bett hilft gegen Rheuma.

Fürs Seelenheil und gegen Schmerzen

Zu viel Stress, drückende Kopfschmerzen – Sie fühlen sich abgeschlagen, müssen aber weiterhin Ihren Alltag meistern. Die passende pflanzliche Mischung kann die Nerven beruhigen oder gar Schmerzen lindern.

STRESS Schreck, Angst, Streit und Zwist, Sorgen, Überlastung, Schmerzen, Hektik, Unfälle, Verletzungen und Krankheiten – all das sind Auslöser für negativen Stress genauso wie übermäßiger Alkohol-, Tabak- oder genereller Drogenkonsum, falsche Ernährungsgewohnheiten, zu wenig oder zu anstrengende Bewegung, Hunger, Schlafmangel, zu viel Kälte oder Wärme.
Manches ist einmaligen Situationen zuzuschreiben, manches kehrt immer wieder, vieles ist nicht zu ändern, anderes schon. Das Änderbare anzugehen, ist sicherlich ein wichtiger Schritt, Stress zu minimieren. Doch nicht immer hat man dazu die Kraft. Aber zumindest eine pflanzliche Mischung greifbar zu haben, welche die Nerven beruhigt, ist in jedem Falle sinnvoll und stets hilfreich. Ob als Tee, Tonikum, Aromakissen oder Teelicht, Bad oder Säckchen, hier können Sie Ihre persönlichen Favoriten kreieren. Die *Mischung* sollte zu gleichen Teilen beinhalten: Hopfen, Johanniskraut, Lavendel, Melisse, Baldrian und Orangenblüten. Auch *an Schokolade riechen* oder ein *Anti-Stress-Drink* beruhigen die Nerven.
Mit einem Trunk, der bereits in früheren Zeiten als „fürtrefflich gut" und „fröhlichmachend" empfohlen wurde, können Sie sich ebenfalls Abhilfe schaffen. Nehmen Sie abends hin und wieder den *Nerventrunk* ein.
Auch das hilft: Mit Borretschmilch können Sie Ihre Nervosität, Herzklopfen oder Melancholie vertreiben (1 EL Borretsch und 1 Becher Milch einmal aufkochen, Blätter abseihen, dann eventuell mit ½ TL Honig mischen, noch warm trinken!), ebenso mit einer Anti-Schwermut-Aromakerze (Schritt-für-Schritt-Anleitung Seite 17) oder einem Tee mit Jakobsleiterblättern.

SCHLAFSTÖRUNGEN Sie wälzen sich (und manchmal gefühlt dazu 1000 Gedanken) hin und her ... nichts bringt den ersehnten Schlaf herbei. Dann probieren Sie es vor dem Schlafengehen mit einer großen *Portion Kopfsalat*, Zwiebelmilch oder heißer *Milch* mit Honig. Auch Würzmilch (1 Becher heiße Milch mit 1 TL Lebkuchengewürz vermischt) bringt den ersehnten Schlaf.
Wenn Sie warme Milch nicht mögen, versuchen Sie es mit einem *Tee* aus Baldrian, Mädesüß, Melisse, Passionsblume

ANTI-STRESS-DRINK

zu gleichen Teilen frisch:
Pfirsich, Avocado, Spinat, Fenchel
1 Becher Naturjoghurt

- alles im Mixer pürieren
- eventuell mit etwas Honig süßen

NERVENTRUNK

2 EL Melisse
je 1 TL Angelikawurzel und Zimt
2 TL Honig (oder Kandis)
etwas Muskatnuss
Saft von 2 Zitronen
200 ml trockener Weißwein

- Zutaten mit heißem (kurz vor dem Kochen abstellen) Wein übergießen
- alles 2 Tage ziehen lassen
- abseihen

ANTI-SCHWERMUT-AROMAKERZE

je 2 Tr. Öl von Minze, Melisse, Johanniskraut, Rose, Passionsblume, Zistrose, Zitrone und Zimt

Zwiebelmilch

1 große Zwiebel
1 Tasse Milch
1 TL Honig

- Zwiebel klein schneiden und mit der Milch aufkochen
- Herd abstellen und Milch 15 Minuten zugedeckt ziehen lassen
- Milch durch ein Sieb in einen Becher abgießen
- Honig untermischen

Apfelschalenabsud

1 Handvoll ungespritzte Apfelschalen

- bei ca. 60 °C auf einem mit Backpapier ausgelegtem Backblech im Backofen trocknen
- Apfelschalen in eine Kanne geben und mit ¼ l kochendem Wasser übergießen
- ca. 10 Minuten zugedeckt ziehen lassen

Schlaf-gut-Trunk

2 EL von einer Mischung aus Baldrianwurzel, Kamillenblüten, Hopfenblüten, Hagebutte, Borretschblätter
je ½ TL Waldmeister, Johanniskraut, Melisse, Schlüsselblume
1 Orange (Bio)
1 TL Kandis

- Pflanzen gut mörsern, Orange in Scheiben schneiden
- alles zusammen mit ½ l kochendem Wasser übergießen
- 15 Minuten ziehen lassen
- abseihen, süßen
- ½ Stunde vor dem Schlafengehen trinken

Schlaftonikum

je 2 EL Lavendel- und Kamillenblüten
100 ml Wodka

- alles mischen
- 3–4 Wochen kühl und dunkel stellen
- abseihen
- wieder in eine Flasche füllen und kühl und dunkel stellen
- 10 Tr. täglich vor dem Schlafengehen in ½ Glas lauwarmem Wasser einnehmen

Klangkissen
Ein Kissen so präparieren, dass winzige Ohrstöpsel mittig zwischen die Füllmasse drapiert werden. Das Kabel an einer Ecke heraushängen lassen und mit einer Verlängerung an die Musikanlage anschließen. Nun benötigen Sie nur noch Ihre Lieblingsmusik – fertig ist das Klangkissen.

oder Eisenkraut, auch Roiboostee hilft. Außerdem können Sie 1–2 TL *Tannennadelsirup* (Seite 11), ein Glas *warmes Bier*, eine Tasse *Apfelschalenabsud*, ein *Schlaf-gut-Trunk* oder ein *Schlaftonikum* einnehmen.
Auch das tut gut: Schlafkissen gefüllt mit getrockneten Blüten und Blättern von Baldrian, Melisse, Hopfen, Linde, Kamille, Orange und Heublume, eine Aromaöllampe mit ätherischen Ölen von Kamille, Geranie, Melisse, Lavendel, Sandelholz oder eine Mohnsamenölkompresse auf die Stirn legen. Können Sie mit Musik gut entspannen? Dann basteln Sie sich ein Klangkissen!

SCHMERZ ALLGEMEIN Egal, wie jeder Einzelne Schmerz fühlt – die Palette ist groß und reicht von Kopf bis Fuß von unangenehm bis unerträglich.
Gehen die Schmerzen nicht von allein wieder in 1–2 Tagen weg oder verstärken sich sogar eher, wird es Zeit für einen Arztbesuch. *Generell* hilft Weidenrinden- bzw. Mohntee oder ein Selleriesüppchen.
Von außen hilft Wärme: heiße Wickel und Wärmeflaschen, warme Kompressen oder sanfte Massagen mit warmem Johanniskrautöl, Zwiebel- oder Knoblauchsaft, Kastanienmus-Schnapsbrei (1:1), Kartoffelmus, Wermut- oder Holunderblütentee oder ein Absud aus je 1 TL Zimtrinde, Süßholzwurzel, Ginseng- und Ingwerwurzel. Lieben Sie *Wasser* zur Heilung? Dann hilft Ihnen ein Vollbad mit je 5 Tr. Melissen-, Rosmarin-, und Lavendelöl, ein Fußbad mit Senfmehl oder ein Essiginhalat. Auch ein *Aromateelicht* mit je 4 Tr. ätherischem Öl Rosmarin, Ingwer, Zimt und Lavendel kann Wunder wirken. *Bei entzündlich bedingten Schmerzen* greifen Sie zu kalten Umschlägen, Zwiebelauflagen oder einer Anti-Schmerz-Ölmischung, die Sie ganz vorsichtig in langsam kreisenden Bewegungen (zum Beispiel Stirn und Schläfen) auftragen. Vorsicht – nicht in die Nähe der Schleimhäute gelangen!

SELLERIESÜPPCHEN

300 g geputzte Selleriestücke
200 g geschälte Kartoffeln
1 l Wasser
Salz, Pfeffer, Zitronensaft
2 EL Meerrettichsahne

- Selleriestücke und Kartoffeln mit dem Wasser aufkochen, 20 Minuten kochen lassen
- pürieren
- Meerrettichsahne zugeben
- mit Salz, Pfeffer und Zitronensaft abschmecken

ANTI-SCHMERZ-ÖLMISCHUNG

je 5 Tr. ätherisches Öl von Pfefferminz, Melisse, Kampfer, Nelke und Lavendel

- Öle mischen
- in eine dunkle Flasche füllen
- kühl aufbewahren

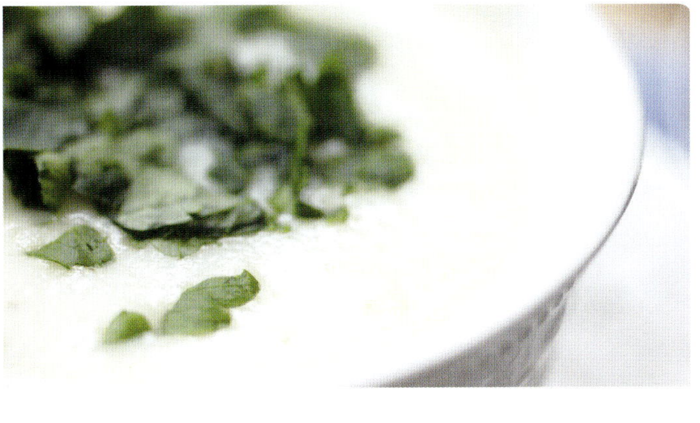

Ein Selleriesüppchen zur rechten Zeit: Es wirkt gegen Schmerzen, hilft bei Blasenentzündung und Grippe.

Kopfschmerzen „Zerstoße die Beeren von Wermut in einem Mörser unter Beigabe von etwas Wein und bestreiche damit den Scheitel, die Stirn und die Schläfen sowie den ganzen Kopf und bedecke ihn mit einer wollenen Mütze und lege dich ins Bett. Wie stark der Schmerz auch war, er wird weichen." Das empfiehlt die Heilerin Hildegard von Bingen bereits vor etwa 900 Jahren. Was damals geholfen hat, können Sie auch heute anwenden.
Außerdem hilft *äußerlich*:

- Unterarme mehrmals in kaltes Wasser tauchen
- 1 Stunde Fahrradfahren
- rohe Kartoffelscheiben auf die Stirn legen
- Nase in frische Basilikumblätter stecken und mehrmals dabei tief ein- und wieder ausatmen
- Eiswasserumschläge in den Nacken legen
- Stirnwickel mit Kümmelabsud
- Kampfer-Watte-Ohrstöpsel
- mit Kampfertinktur die Schläfen leicht massieren
- etwas Nelken- oder Minzöl auf die Schläfen auftragen
- Hanftinktur- oder Quendel-Stirnkompressen
- Inhalat mit Malzessig und Wasser 1:1, 20 Minuten

Kennen Sie Quendel?
Der Quendel, auch Sandkraut, ist die wilde Variante von Thymian. Er ist in ganz Mitteleuropa heimisch und wächst an Stellen, die vielen anderen Pflanzen zu trocken, steinig und sonnig sind. Die rosafarbene Blüte duftet herbwürzig. Quendel hat eine krampflösende und bakterienhemmende Wirkung und wird ebenso wie Thymian verwendet: bei krampfartigen Schmerzen, Husten, Verdauungsproblemen, Frauenbeschwerden, Ekzemen, Akne und Gelenkschmerzen.

Die *Behandlung der Füße* kann bei Kopfweh ebenfalls helfen. Machen Sie sich ein Fußbad mit Salz (2 l warmes Wasser, 2 EL Meersalz) oder eine Sockenpackung: einfach ein Paar alte nasse Wollsocken anziehen und trockene warme Socken drüberziehen.
Vielleicht nicht jedermanns Sache, aber die folgende *Rosskur* hilft, die Kopfschmerzen schnell zu vertreiben: Trunk aus 3 Teilen reinem Kirschbranntwein (40–45 %) und 1 Teil Salz einnehmen.
Von innen wirken Sie damit Kopfschmerzen entgegen:

- Petersiliensalat
- Gemüsebrühe mit 2 Tr. Petersilienöl
- Stück Würfelzucker mit etwas Lavendel langsam auf der Zunge zergehen lassen
- 1 Becher starker Kaffee mit Saft von 1 Zitrone (gruselig im Geschmack, aber wirkungsvoll)
- Anti-Schmerz-Teemischungen
- Rosinen-Rosmarinwein
- Veilchentonikum oder einen Trunk aus je ½ Glas Orangensaft und Melissentee

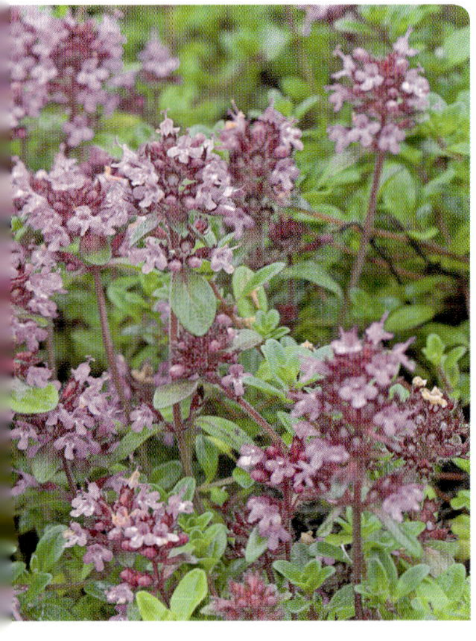

Quendel nennt man auch den „wilden Bruder von Thymian".

Rosinen-Rosmarin-Wein

100 g frischer Rosmarin
1 Chilischote
150 g Rosinen
2 EL Schlüsselblumen
2 EL Honig
350 ml Wasser
350 ml trockener Rotwein

- Rosmarinblätter, Chili, Blumen und Rosinen in ein Gefäß geben
- Wein und Wasser zugeben
- über Nacht ziehen lassen
- Mischung aufkochen
- Honig unterrühren
- abseihen und in eine Flasche mit Korken geben
- 1–2 EL täglich sollen vor allem bei chronischem Kopfschmerz und Migräne vorbeugend helfen

Anti-Schmerztee 1

je 1 EL Melisse, Wachholderbeeren, Anis, Wermut, Nelken, Schafgarbe, Schwarzkümmel, Holunder- und Hibiskusblüten

- alles mit ½ l Wasser kalt aufsetzen und erwärmen
- 20 Minuten kochen lassen
- abseihen
- mit dem 1–2 TL Honig mischen und warm schlückchenweise trinken

Malzessig

25 ml Essigessenz
100 ml Wasser
75 g Malzextrakt
75 g brauner Zucker

- Zutaten mischen, kurz aufkochen lassen
- in eine Flasche abfüllen, beschriften

Anti-Schmerztee 2

je 1 TL Majoran, Rosmarin, Betonie, Liebstöckelwurzel, Thymian, Mädesüß und Rosmarin

- alles mit ¼ l kochendem Wasser übergießen
- 10 Minuten ziehen lassen
- abseihen
- mit 1 TL Honig süßen und warm schlückchenweise trinken

Veilchentonikum

je 1 EL Veilchen, Thymian, Lavendel, Melisse
100 ml Wodka

- alles mischen
- 3–4 Wochen kühl und dunkel stellen
- abseihen
- wieder in eine Flasche füllen und kühl und dunkel stellen
- 5 Tr. täglich in ½ Glas lauwarmem Wasser einnehmen

„Heile, heile Segen“
Der Glaube versetzt bekanntlich Berge, so heißt es. Warum also soll er nicht auch gegen Leiden und Unwohlsein eingesetzt werden? Probieren Sie es einfach aus, und sprechen Sie, während Sie die entsprechenden Mittel anwenden, dreimal nacheinander: „(Name des Leidenden), nimm etwas Tee (Sirup, Dampf, einen Umschlag usw.) für alle Schmerzen, Grimmen, Kolik und Pein, und alles will bald gut damit sein“.

Katertrunk

½ l Tomatensaft
½ Gurke
1 Stange von einem Staudensellerie und etwas Kraut davon
2 Chilischoten
1 rote Paprika
1 Zwiebel
3 Knoblauchzehen
4 EL glatte Petersilie
2–4 Salbeiblätter
je ein Zweigchen Rosmarin und Thymian
4 EL Olivenöl
Tabasco, Salz und Pfeffer

- Gemüse im Mixer pürieren
- Salbei klein hacken, restliche Kräuter abzupfen und eventuell klein hacken
- alles mit dem Tomatensaft mischen
- kräftig abschmecken mit einigen Spritzern Tabasco, etwas Salz und Pfeffer
- über Nacht durchziehen lassen

Kater oder Katzenjammer Gegen einen ausgewachsenen Kater helfen viele Mittelchen. Edelgourmets empfehlen hier eine kräftige Nudelconsommé mit zwei Eigelb und einem Schuss Kognak. Oder versuchen Sie es mit einem *Tee* aus gleichen Teilen Tausendgüldenkraut, Wermut, Odermennig, Mariendistel, Salbei, Beifuß und Huflattich. *Schnelle Hilfe aus der Küche* gibt es mit 1–2 Tassen Kaffee mit 1 EL Zitronensaft, 2 Gläsern lauwarmem Mineralwasser mit 1 Becher Joghurt vermischt, 2 Tassen Grünem Tee, 1 Glas Orangensaft mit 1 TL Salz oder dem Saft von 3 Chilischoten, 3 Tomaten und 3 TL Sojasauce. *Auch hilft es*, alle 20 Minuten 1 EL Honig zu lutschen, 1 Apfel und 1 sauren Hering zusammen zu essen oder 1–2 Bananen langsam zu kauen und zu schlucken. Langsam und intensiv Kauen schafft generell Abhilfe. Greifen Sie zu 1 EL Olivenöl oder einigen Kaffeebohnen. Wenn es arg schlimm ist, tut ein *Entlastungstag* gut. Probieren Sie es damit: Naturreistag einlegen, einen Tag lang nur Sauerkraut oder Kohlsuppe essen (Rezept Seite 76.)
Altbewährte Tipps: Umschläge mit Brei aus etwas Brot, Essig und zerstampften Wacholderbeeren auf die Stirn legen, Brei aus 1 EL gemahlenen Mandeln, 1 EL frischem Ingwer geraspelt und 1 EL Zitronensaft essen, Knoblauch-Trunk (10 zerdrückte Knoblauchzehen mit ¼ l Rotwein aufkochen, 20 Minuten ziehen lassen, durchseihen und zügig trinken), Katertrunk.

Ohrenschmerzen und Entzündung Es puckert ganz schrecklich im Ohr? Dann haben Sie wohl eine Ohrenentzündung! Das kann schnell passieren, zum Beispiel durch kleine Verletzungen beim Reinigen mit falschem Reinigungsgerät. Dadurch können Eiterherde entstehen und die drücken auf die Nerven! Wenn die Schmerzen anhalten, sollte ein Arzt sich das Ohr ansehen.
Zur Linderung hilft *Wärme*: 1 Tröpfchen warmes Öl (zum Beispiel Oliven, Kamille, Knoblauch, Minze) oder 1–2 Tr. heißen Zwiebelsaft ins Ohr, legen Sie ein Zwiebelsäckchen auf oder machen Sie sich warme Umschläge oder Wickel mit Knoblauch (zerdrückt), Petersilie, Leinsamenbrei, Königskerzen- oder Portulaktee oder Salzwasser. Auch ein Kamillen-Gesichtsdampfbad tut gut!
Wenn es richtig schnell gehen muss, wenden Sie folgende *Rosskur* an: heißen Zwiebelsaft mit etwas Branntwein mischen und direkt ins Ohr geben.

ZAHNSCHMERZEN, ZAHNFLEISCHBLUTEN ODER -ENTZÜNDUNG Ihre Zahnschmerzen können Sie lindern, indem Sie einige Rosmarinnadeln, Nelken oder Senfkörner *kauen*. Ein Geranienblatt auf der Seite kauen, die der betroffenen Seite gegenüberliegt, wirkt ebenso wie *Meerrettichbrei* hinter das dem schmerzenden Zahn gegenüberliegende Ohr auftragen. Das Zahnfleisch mit aufgeschnittener *Knoblauchzehe* einreiben bringt auch Linderung.
Bei Zahnfleischbluten und/oder -entzündungen hilft es, Schlehenbeeren zu *kauen* oder den Mund häufiger mit rohem Heidelbeersud bzw. -saft, mit Ruprechtskraut-, Eichenrinden- oder Myrrhetee oder mit einer Salzspülung (1 TL Salz auf ¼ l Wasser) *auszuspülen*. Verwenden Sie bei diesen Beschwerden *Salbeisalz* als Zahnputzmittel (1 TL Salbeipulver mit ½ TL Salz mischen).

KREBS Was tun? Immer hat Krebs etwas sehr Bedrohliches. Sie sollten sich nicht scheuen, alles was machbar ist, in Anspruch zu nehmen. Niemals kann die natürliche Heilkunde die auf höchstem Stand erforschten Möglichkeiten der Schulmedizin ersetzen, aber es gibt einige Möglichkeiten, die als Prophylaxe und/oder begleitende Therapie physisch wie psychisch unterstützend sind.
Tun Sie sich etwas Gutes! Essen Sie täglich Tomatensuppe oder -sauce aus frischen Tomaten, 5 Kürbiskernen und 1–2 TL Honig. Trinken Sie zudem täglich 1–4 Tassen grünen Tee, Hagebutten-, Johannisbeeren-, Zitronen- oder Misteltee, Rote-Beete-Saft, Sauerkraut- oder Kurkumasaft, mindestens 2 l Wasser oder Anti-Krebstee.

HEIDELBEERSUD

2 EL Heidelbeeren frisch oder getrocknet
100 ml Wasser

- zusammen aufsetzen und 10 Minuten kochen lassen
- den Mund mehrmals täglich damit ausspülen

ANTI-KREBS-TEE-MISCHUNG

Zu gleichen Teilen:
Calendula
Benediktenkraut
Mistel
Veilchen
Klee
Ampfer

Mein Tipp: Seit Dezember 2009 ist bekannt, dass eine Ernährung mit täglich 1–2 Handvoll Pistazien dazu beitragen kann, das Risiko von Lungenkrebs zu reduzieren.

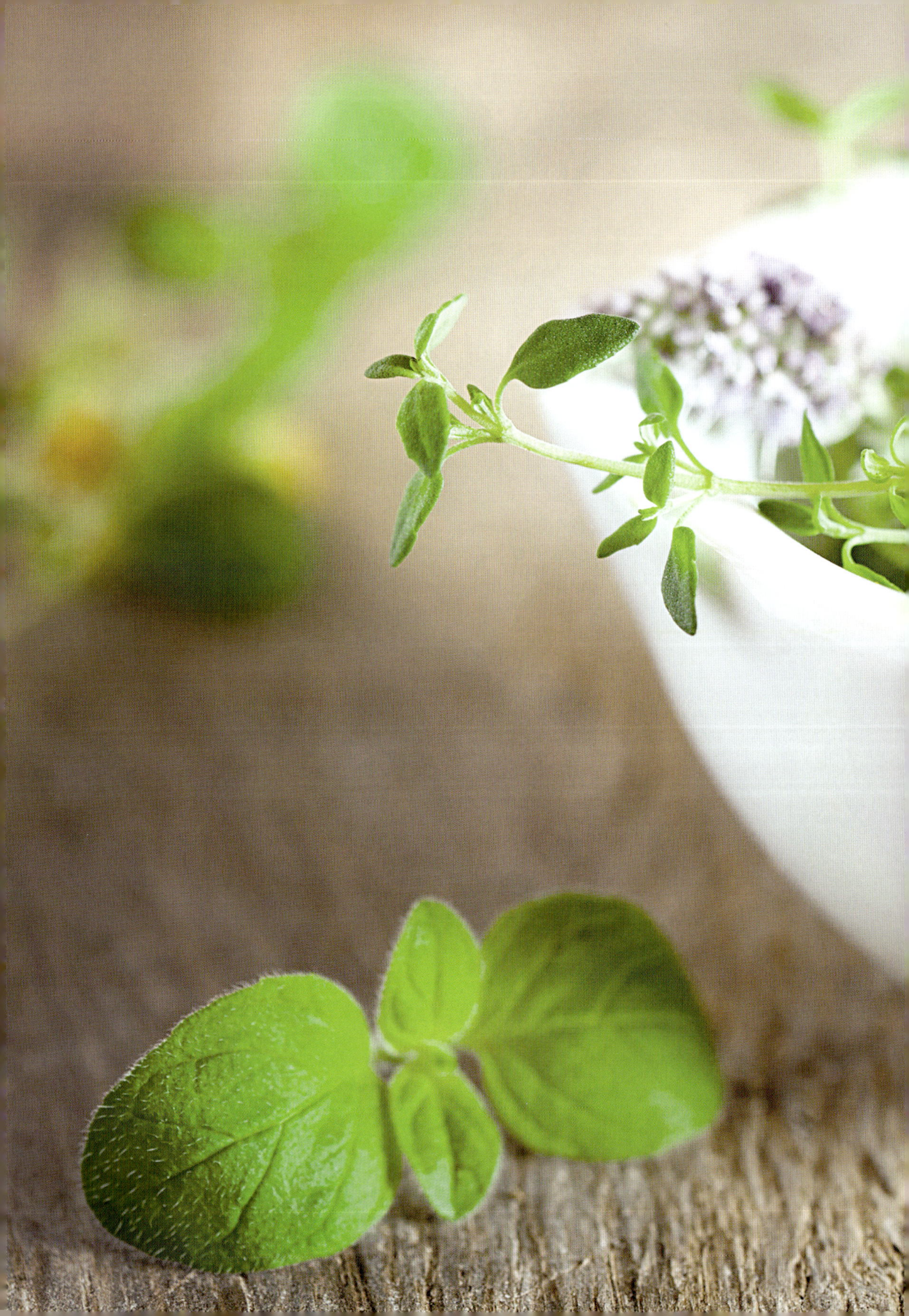

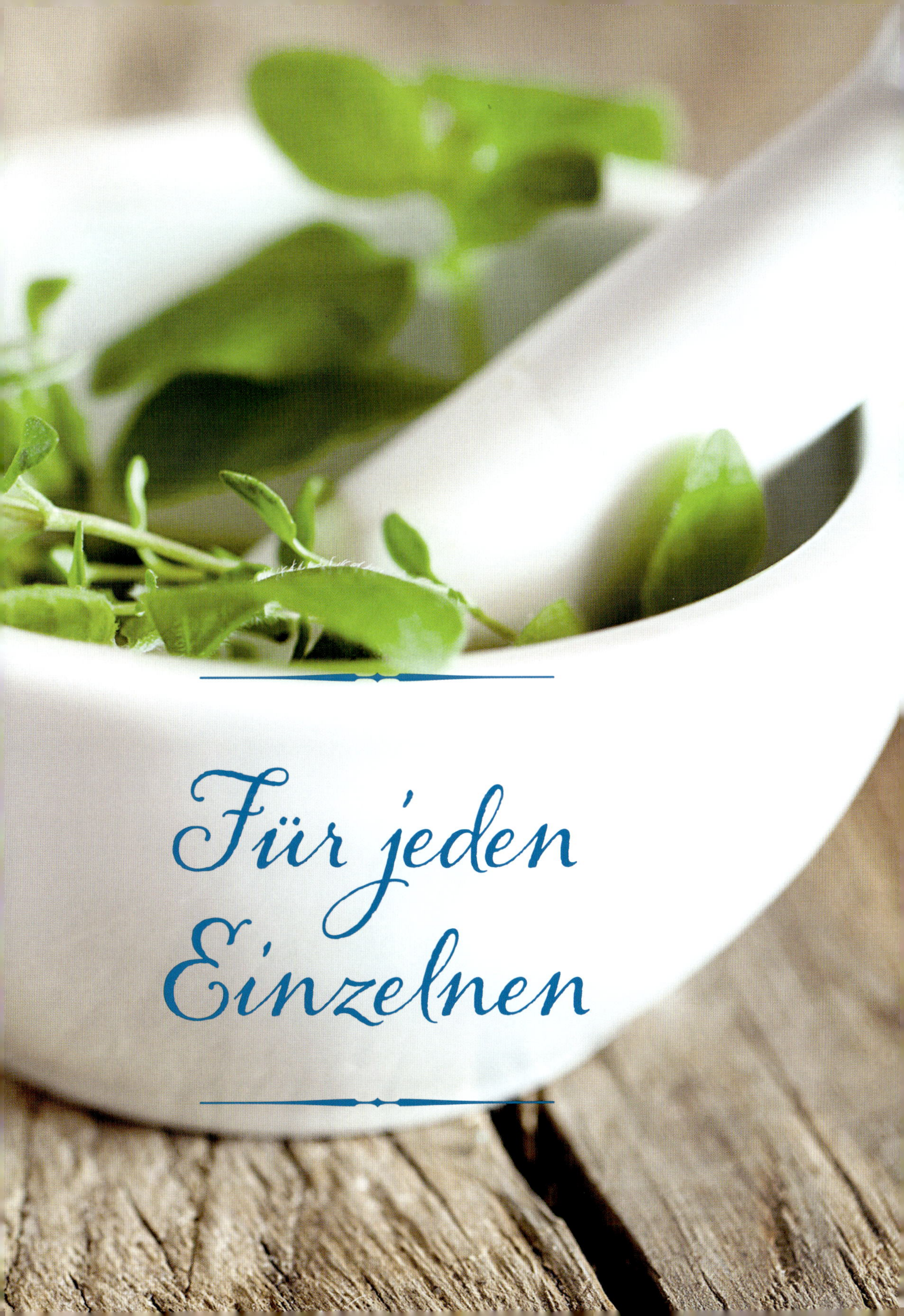

Für jeden Einzelnen

Babys Heilapotheke

Das Baby ist auf der Welt, alles spielt sich ein. Den Eltern liegt das Wohlergehen des Babys natürlich am Herzen, trotzdem werden kleinere und größere Dramen nicht ausbleiben. Hier erhalten Sie Hilfe!

NABELPFLEGE Eigentlich genügt es, Babys Nabel – sofern er halbwegs trocken ist – schlichtweg zu ignorieren.
Beginnt er stärker zu nässen, muss er täglich mit etwas *Calendulatinktur* (20 Tr. Calendulaessenz auf 4 g Ethanol 70 %ig) gereinigt werden. Nimmt das Nässen zu, kann das ein Hinweis auf eine kleine Entzündung sein. In dem Fall sollte die Hebamme einen Blick darauf werfen.
Zudem helfen *Kompressen* mit Arnikatee, Muttermilch, Lavendel- oder Teebaumöl, Rosenblütenwasser oder Babypuder mit je 1 Tr. Arnika-, Calendula- und Echinaceaöl gemischt.

NABELBRUCH Normalerweise tut ein Nabelbruch nicht weh und er verwächst sich auch wieder. Meist hilft es, etwas flaches Rundes wie einen Knopf (Münze, Tellerchen, Deckelchen oder

Massage hilft gegen Babys Unwohlsein.

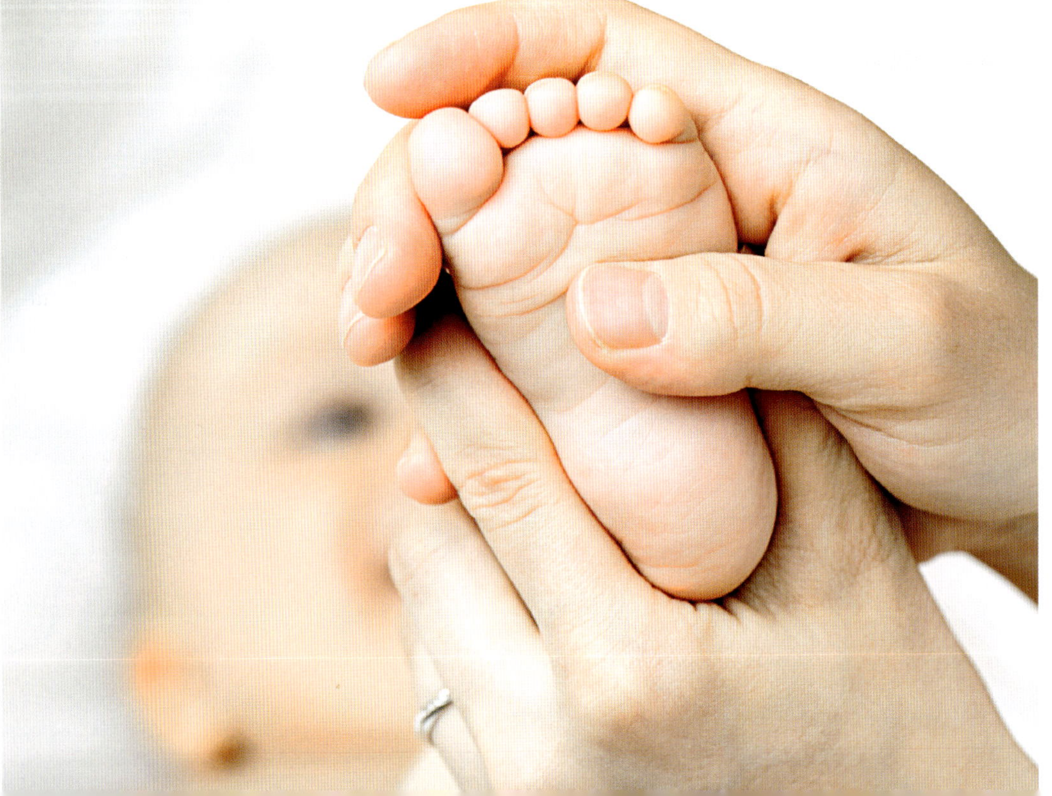

Ähnliches) darauf zu binden. Und das geht so:

- vorher das Stück in einem Topf mit Wasser auskochen
- Stück in eine Kompresse wickeln
- Nabel des Babys zurückdrücken
- das Stück auf den Nabel drauflegen
- mit einem allergenarmen Pflaster großflächig fest an der Bauchdecke ankleben
- vor dem nächsten Bad abnehmen, Baby baden und anschließend wiederholen

BAUCHWEH UND BLÄHUNGEN Hat Baby Bauchweh oder es kommt ganz viel Luft aus dem Popo, müssen die Gase möglichst entweichen.
Linderung bringt eine sanfte *Bauchmassage* mit warmem Anti-Bauchweh-Massageöl, auf dem Arm bäuchlings gelagert herumtragen (*Fliegerhaltung*), *wärmende Auflagen* etwa durch eine Wärmflasche, Wickel oder Kompressen mit Anisabsud, Kamillentee oder Buttermilch.
Innerlich können Sie es mit Fenchel- oder Rooibostee probieren; wenn Sie mit der Flasche füttern, ersetzen Sie die Nahrung durch Mandelmilch (1 EL Mandeln in etwas Wasser kochen, pürieren, eventuell kochendes Wasser nachgießen, damit eine Milch entsteht, durch ein Sieb streichen) oder Milch mit je ½ TL Fenchel- und Kümmelsamen aufgekocht. Oder versuchen Sie es mit Gripe Water ohne Alkohol. Und nicht zu vergessen, das gute alte Pups-Zäpfchen, das Babys Erleichterung bringt.

WAS IST GRIPE WATER?
Gripe Water ist ein uraltes englisches Hausmittel für Säuglinge mit Bauchschmerzen bzw. Koliken und gehört dort in nahezu jeden Haushalt mit Babys und Kleinkindern. Es enthält als Wirkstoff vor allem Dillsamenöl und Haushaltsnatron, wirkt beruhigend und neutralisiert die Magensäure. Früher wurde es auf Alkoholbasis hergestellt, heute bekommt man alkoholfreie Gripe-Water-Sorten in gut sortierten Apotheken oder übers Internet.

ANTI-BAUCHWEH-MASSAGEÖL 1

je 15 g Mandelöl, Nachtkerzenöl und Jojobaöl
je 1 Tr. ätherisches Öl von Kümmel, Eisenkraut, Ingwer, Nelke, Anis, Fenchel, Koriander, Lavendel und Zimt

- mischen, abfüllen, beschriften
- vor dem Massieren das Öl leicht erwärmen
- vorsichtig Babys Bauchdecke im Uhrzeigersinn massieren

ANTI-BAUCHWEH-MASSAGEÖL 2

je 15 g Mandel- und Olivenöl
5 Tr. Johanniskraut-, 3 Tr. Fenchel-, Koriander-, 2 Tr. Lavendel, je 1 Tr. Anis- und Angelikawurzelöl

- wie Anti-Bauchweh-Massageöl 1 zubereiten und anwenden

PUPS-ZÄPFCHEN

10 g Kakaobutter
5 g Bienenwachs
je 1 Tr. Öl von Anis, Koriander, Fenchel, Lavendel und Kümmel

- Butter schmelzen, Wirkstofföle dazugeben
- die erkaltete Masse zuerst zu kleinen Kügelchen, dann zu Würstchen mit abgerundeten Enden in Babyzäpfchengröße formen
- in einer kleinen Dose im Kühlschrank etwa 3 Monate haltbar

Anti-Schorf-Creme

Fettphase
20 g Olivenöl
5 g Sojaöl
5 g Erdnussöl
10 g Babassubutter
2 g Lanolin
1 TL Bienenwachs

Wasserphase
50 g Absud aus 1 EL Calendula, je 1 TL Stiefmütterchen- und Johanniskraut

Wirkstoffphase
2 Tr. D-Panthenol
1 Msp. Allantoin
5 Tr. Vitamin E
5 g Kamillentinktur aus kosmetischem Basiswasser

Im Kühlschrank etwa 3 Monate haltbar.

Milchschorf und Kopfgneis Beides, Milchschorf (erscheint meist erst nach dem dritten Lebensmonat) und Kopfgneis (erscheint etwa 1 Woche nach der Geburt), sind krustige Hautausschläge im Gesicht und am behaarten Kopf des Kindes. Milchschorf, im Gegensatz zum Gneis, beeinträchtigt Babys Wohlbefinden sehr, juckt stark und macht härtere Schuppen, die fest sitzen.
Bei Gneis können die Krusten durch *Öl* (Hebammen empfehlen gerne Olivenöl) abgelöst werden. Hat Ihr Baby Milchschorf, liegt die Ursache aber nicht bei einer Unverträglichkeit von Milch – auch wenn dies die Bezeichnung vermuten lässt. Er ist oft ein erster Hinweis für eine neurodermitische Veranlagung des Kindes und kann in ein chronisches Ekzem übergehen. Helfen können bei beidem *Auflagen* mit Birkensaft, warmer saurer Sahne, Heilerdebrei oder Eigenurin. Oder greifen Sie zu *Anti-Schorf-Creme* (Schritt-für Schritt-Anleitung Seite 18). Beim *Haarewaschen* hat sich auch bewährt „Rei in der Tube" (*Achtung:* wegen Allergiegefahr erst an kleiner Hautstelle prüfen), Stiefmütterchen- oder Scharfgarbentee als *Haarwaschwasser* oder eine *Teespülung* aus einem Absud von je 20 g Stiefmütterchen, Zaubernuss, Odermennig und Taubnessel.

Gelbsucht Wenn Ihr Baby gelb wird (und das tun fast alle Babys), weil vermehrte Einlagerungen von Bilirubin, einem Abbauprodukt des roten Blutfarbstoffes Hämoglobin, in die Haut gelangen, ist das zumeist völlig harmlos. Ist die Bilirubinkonzentration jedoch so hoch, dass ein Teil davon aus dem Blut in das Gehirn eintritt, können hier Schädigungen eintreten. Daher sollte in jedem Fall von Gelbsucht ein Arzt oder die Hebamme draufsehen. Achten Sie darauf, dass Baby genügend *Wärme* bekommt (Mützchen!) und viel Licht, *Sonne* (*Achtung:* Sonnenschutz nicht vergessen) sowie viel frischer *Luft* ausgesetzt wird. Das beugt der Gelbsucht vor.
Falls es schon passiert ist, sollte es besonders *viel trinken*, damit das Bilirubin ausgeschieden wird. Für leichte Fälle genügt da Mamas Milch als Medizin. Wenn Sie stillen, trinken Sie zusätzlich viel Petersilien- oder Maishaartee (aus der Apotheke).

Honig auch für Babys?
Honig besitzt ganz unbestritten wertvolle Inhaltsstoffe, die einen positiven Einfluss auf den Stoffwechsel nehmen. Er minimiert zudem Reizungen, Entzündungen, Verbrennungen und Wundinfektionen. Allerdings warnen die deutschen Ärztekammern davor, Babys unter 12 Monaten Honig zu geben, da unter Umständen bei der Verarbeitung Bakterien aus der Umwelt in den Honig gelangen können. Besonders gefährlich für Säuglinge ist der Erreger für den Säuglingsbotulismus. Entscheiden Sie selbst!

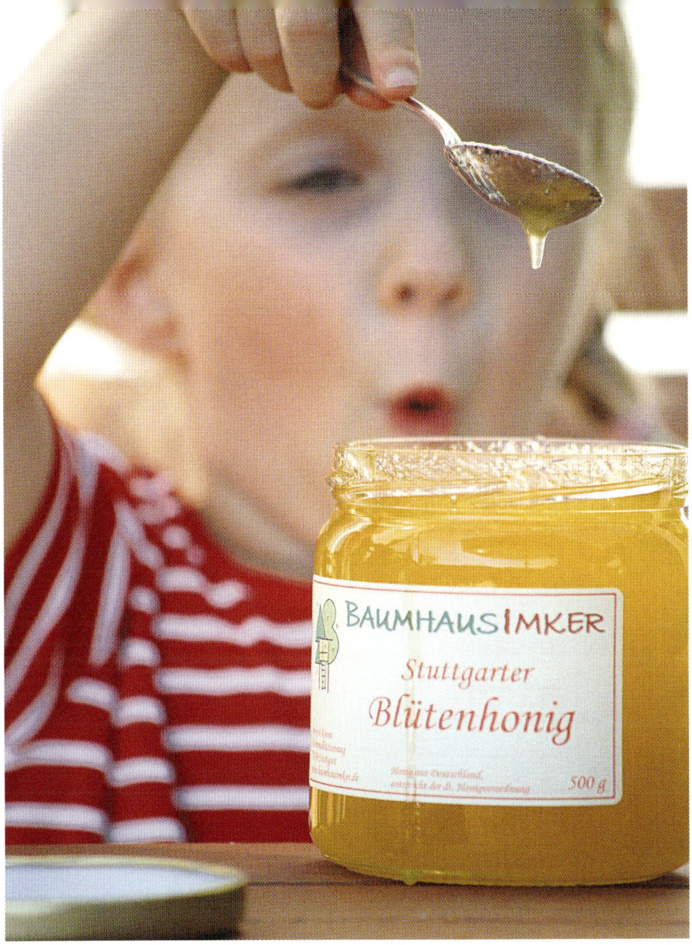

Honig ist ein beliebtes und fast universell einsetzbares Heilmittel.

Auch ein *Lebersäckchen* mit Ikterusabsud aus je ½ TL Mariendistel, Rosmarin, Löwenzahnblüte, Zitronenschale, Wacholderbeeren oder ein warmer *Leberwickel* tut Baby gut.

UNRUHE Baby ist quengelig, unzufrieden und will partout nicht einschlafen?
Überprüfen Sie, dass alles aufs Beste bestellt ist! Die Windel ist trocken, der Hunger gestillt, Bauchweh ausgeschlossen, es ist nicht zu warm und nicht zu kalt, das Kindchen ist ausreichend beschmust und geherzt und trotzdem einfach nur schlecht drauf. Dann geben Sie ihm *Dillsamen- oder Geißblattblütentee* (1 EL auf ¼ l Wasser, eventuell mit Honig süßen) oder machen Sie dem Baby ein *Melissenbad* bzw. einen *Beruhigungstee*.

WUNDE STELLEN, FALTEN- UND POPOPFLEGE, WINDELDERMATITIS UND SOOR Babys Po ist wund! Zunächst ist es vielleicht nur eine kleine Hautreizung, doch durch das Aufweichen der Haut können rasch kleine Verletzungen hinzukommen und die Besiedelung vor allem mit Pilzen, aber auch Bakterien begünstigen. So wird schnell aus einer banalen Rötung eine Infektion.

BERUHIGUNGSTEE

je 1 EL Melissenblätter, Johanniskraut, Baldrianwurzel, Malvenblüten, Kamillenblüten und Fenchelsamen
je 1 TL Orangen- und Lavendelblüten
eventuell Honig zum Süßen

- Pflanzenteile in eine Schüssel legen und gut mörsern
- mit gekochtem Wasser übergießen
- 10 Minuten ziehen lassen
- abseihen
- eventuell etwas Honig dazugeben

Heil- und Babysalbe mit Zinkoxid

Fettphase
25 g Sonnenblumenöl
5 g Bienenwachs
15 g Lanolin

Wasserphase
45 g Kamillentee
5 g Zinkoxid

Wirkstoffphase
3 Tr. Bisabobol
5 Tr. Panthenol
1 Msp. Allantoin
3 Tr. Johanniskrautöl

Im Kühlschrank etwa 3 Monate haltbar.

Was ist eigentlich Lebertran?
Lebertran ist ein dünnes gelbes Öl, welches aus der Leber von Fischen gewonnen wird. Er besteht aus leicht verdaulichem Fett und enthält besonders viel Vitamin A und D sowie Omega-3-Fettsäuren, Jod, Phosphor und Vitamin E. Lebertran findet oral Einsatz als Stärkungsmittel bei Kinderkrankheiten und zur Verhütung von Rachitis, aufgetragen wirkt es wund- und schmerzlindernd.

Haben sich gar Pilze angesiedelt, so spricht man nicht mehr von Windeldermatitis, sondern von *Windelsoor*. Da hilft vor allem *Muttermilch* großzügig darauf verteilt. Auch *Sonne*, *Luft* und Wind tun Gutes auf Babys Allerwertestem. *Achtung:* Viele empfehlen im Winter dafür den Föhn. Das ist nicht ungefährlich. Der Föhn kann zu heiß werden, und wenn das Baby Wasser lässt (vor allem betrifft es männliche Säuglinge, die gerne in hohem Bogen Pipi machen), kann es zu einem Stromschlag führen! Also stets die schützende Hand zwischen Föhn und Babys Popo halten!
Bei *Windeldermatitis* können *Umschläge* helfen mit Schwarztee, Stiefmütterchentee oder Eichenrindenessenz, Puderzucker, Kapuzinerkresseabsud, Rosenwasser, Schafgarbe-, Lavendel- oder Kamillentee bzw. Honig-Lebertran-Umschläge (dafür 1 EL Honig und 1 EL Lebertran vermischen). Ebenfalls tun warme *Bäder* mit 1 TL Salz und je 2 Tr. Rosen- und Geranienöl (Baby vorsichtig reinsetzen, kann eventuell etwas brennen) gut.
Auch klassische „Babykosmetik" hilft – greifen Sie zu einer *Heil- und Babysalbe* mit Zinkoxid (Schritt-für Schritt-Anleitung Seite 18).
Weitere Rezepte für Zinksalben bzw. -pasten, die ebenfalls als Poposalben geeignet sind, finden Sie auch auf Seite 39 und Seite 103.
Bei *Soor im Mund* sollten Sie in Ihrer und/oder Babys *Nahrung* alles Zuckerhaltige meiden, dazu können Sie den Mund des Babys vorsichtig mit einem mit *Sooröl* benetzten Finger oder Wattestäbchen ausstreichen (20 g Olivenöl, je 2 Tr. Rosen- und Johanniskrautöl und 1 Tr. Lavendelöl).
Bei *Brust- und/oder Windelsoor* hilft das *Betupfen* mit Muttermilch, Calendulablütentee, Heilerdebrei, Rosenwasser, Honig, Naturjoghurt oder Knoblauchabsud. Brustsoor können Sie mit *Umschlägen* (brennt teilweise vielleicht etwas) zu Leibe rücken aus Essigwasser (Wasser und Essig 1:1) oder Salzwasser (Wasser und Salz 3:1).
Für großflächig betroffene Stellen mischen Sie 2 EL Rosenwasser, je 5 Tr. Lavendel-, Rosen- und Teebaumöl und geben die *Mischung* mehrmals täglich auf die Stellen, bis der Soor verschwunden ist.
Hilft das nicht, stellen Sie Ihr Baby dem Kinderarzt vor.

Zahnen Bis die Zähnchen da sind, kann Baby manchmal arg leiden. Da hilft das *Kauen* von Veilchenwurzel, harten Brotkanten oder Möhren. Es soll übrigens das Zahnen insgesamt erleichtern, wenn der *allererste Brei*, den Baby bekommen soll, mit Muttermilch gekocht wird.
Warme Zwiebelsäckchen auf die Fußsohlen binden, das hilft auch gegen Zahnweh, ebenso sanfte *Massagen* der Brust mit Johanniskrautöl oder ein *Bernsteinkettchen* um Babys Hals legen. Dafür gibt es zum Beispiel im Internet spezielle Kettchen für Babys.

Heilapotheke für kleine und größere Kinder

Bei vielen Wehwehchen genügen als Therapie oft einfach Liebe und Zuwendung, etwas Tee, manchmal ein Pflaster oder Gummibärchen. Sollte das mal nicht mehr ausreichen, erfahren Sie hier, was auch noch hilft.

Um den Genesungsprozess noch mehr zu unterstützen, sollten Sie die *Anti-Aua-Creme* auf jeden Fall ebenfalls stets parat haben (Schritt-für Schritt-Anleitung Seite 18).

KOPFLÄUSE Kopfläuse sind winzige Parasiten, die in die Kopfhaut beißen, um sich vom Blut zu ernähren. Sie verursachen dabei einen starken Juckreiz. Die Läuse legen zudem ihre Eier (Nissen) in die Haare. Von Kopfläusen sind hauptsächlich Kinder betroffen, die sie wiederum im Kindergarten oder in der Schule weiter verbreiten. Insbesondere das gemeinsame Benutzen von Kämmen und Bürsten kann dazu beitragen.
Es gibt übrigens bislang keinen Nachweis darüber, ob Läuse eher saubere oder schmutzige Haare bevorzugen. Auch Haarmerkmale wie Farbe, Länge oder Dicke sind nicht entscheidend. Leider ist es nicht einfach, Nissen und Läuse wieder loszuwerden. *In der Wohnung* müssen Sie dafür sorgen, dass sämtliche Kissenbezüge, Handtücher, Mützen etc., mit denen das betroffene Menschlein Kontakt hatte, gründlich gewaschen (mindestens bei 60 °C) und anschließend im Trockner behandelt werden. Zudem sollten alle, wirklich alle, Kuscheltiere für 14

ANTI-AUA-CREME

FETTPHASE
1 EL Tegomuls
2 EL Bienenwachs
30 g Sheabutter
je 20 g Jojoba-, Mandel- und Avocadoöl

WASSERPHASE
100 g Absud aus je 1 TL getrocknete Calendula- und Kamillenblüten, Thymian, Salbei und Heublumen

WIRKSTOFFPHASE
1 Msp. Zinkoxid
10 Tr. ätherisches Öl Bergamotte
je 2 Tr. ätherisches Öl von Vanille, Apfel, Veilchen
5 g kosmetisches Basiswasser

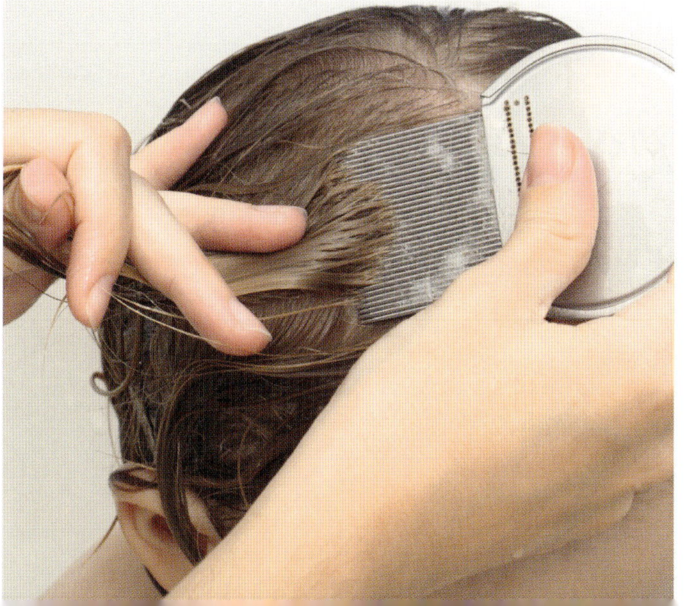

Mit einem Nissen- oder Läusekamm können Sie einige der Biester mechanisch entfernen.

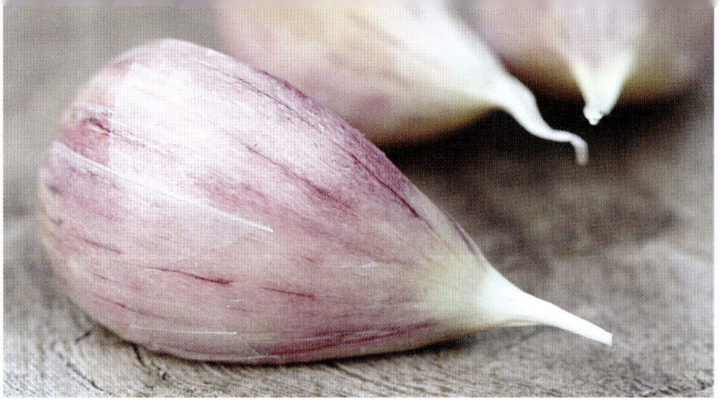

Knoblauch hilft beim Kampf gegen Würmer.

Möhrensalat

6 Möhren
1 Apfel
(optional) 1 klitzekleine Zwiebel
1 EL Essig
1 EL Wasser
2 EL ÖL
2 EL Schmand oder Ähnliches
1 EL frisch gehackte Petersilie
1 TL gehackter Knoblauch

Salz, Pfeffer, Zucker, vielleicht etwas Senf oder Maggiwürze

- Apfel, Zwiebel, Möhren möglich klein reiben
- Sauce aus den restlichen Zutaten zusammenrühren und untermischen

Anti-Wurm-Sirup

je 50 g Kamille, Minze, Wermut und Rauke
200 ml Wasser
50 g Honig

- Pflanzen gut mörsern
- mit dem Wasser aufsetzen und 20 Minuten auskochen
- abseihen
- mit dem Honig mischen
- 2 TL täglich morgens und abends einnehmen

Tage bei Zimmertemperatur in einem luftdichten Plastikbeutel eingepackt oder einen Tag lang bei −15 °C in die Gefriertruhe gelegt werden. Das gründliche Absaugen von Polstern, Teppichen, Autositzen und so weiter ist ebenfalls ratsam.
Schließlich müssen Sie täglich und gründlich die nassen Haare mit einem *Läusekamm* auskämmen, bis Sie dabei weder Läuse noch Nissen entdecken. Der sicherste Weg, die kleinen Blutsauger los zu werden, ist eine Kahlrasur des Kopfes, doch Sie können sie auch anders entfernen – zum Beispiel durch *Einreiben der gesamten Kopfhaut* mit Neembaum-, Lavendel- oder Kokosnussöl, Essiglösung (5 Teile Wasser, 1 Teil Essig), Oreganoabsud oder einer Milch-Bier-Maske (½ Tasse Milch, 1 Tasse Bier, 1 Ei, je 1 EL Essig und Zitronensaft, 30 Minuten einwirken lassen, danach gut ausspülen).

Maden und Würmer Häufig sind Kinder davon betroffen: Es juckt vor allem nachts am Popo und eines Tages sehen Sie auch, weshalb – Würmer! Meistens sind es Madenwürmer, auch Oxyuren genannt. Diese sehen aus wie winzig weiße Fädchen, die sich am After (und bei Mädchen oder Frauen auch mal an den Schamlippen) tummeln.
Dagegen hilft es, bis die Viecher verschwunden sind, einige *Nahrungsmittel* verstärkt und mehrmals täglich zu sich zu nehmen wie frischer Knoblauch (zum Beispiel in die Salatsauce mogeln), vor allem morgens früh gleich nüchtern 6 EL Kürbiskernöl, rohes Sauerkraut wenigstens mehrmals in der Woche und mindestens dreimal täglich Salat aus frisch geriebenen Möhren.
Auch regelmäßiges *Trinken* (dreimal täglich einen Becher voll) hilft, zum Beispiel Möhrensaft, Zitwerblüte (genaue Dosierung beachten!) oder Erdrauschtee, Milch oder Saft mit 2 EL Erdrauchpulver. Ein wirksames Antiwurmmittel ist regelmäßiges *Samenkauen*, zum Beispiel Kürbis- oder Sonnenblumenkerne. Oder mischen Sie sich einen *Anti-Wurm-Sirup*.
Und das sind die Tipps eines erfahrenen Kinderarztes:

- Heftpflaster vor dem Schlafengehen an den After kleben, die Würmer bleiben über Nacht daran kleben. Ziehen Sie morgens das Pflaster einfach ab.
- Morgens direkt nach dem Aufstehen alles säubern, dann einen Einlauf mit Knoblauchtee machen.

Bettnässen Zunächst sollte abgeklärt werden, ob das Bettnässen durch eine krankhafte Ursache bedingt ist oder sich auf eine allgemeine Blasenschwäche begründet. Falls Ihr Kind nur Angst vor der Dunkelheit hat und nachts nicht aufstehen will, um zur Toilette zu gehen, machen Sie es ihm mit einem kleinen Nachtlicht leichter.
Falls Ihr Kind starken seelischen Belastungen ausgesetzt ist, können diese ebenfalls nächtliches Bettnässen auslösen. Dann benötigt es professionelle Hilfe. Im Volksmund sagt man nämlich, nächtliches Pipi seien die Tränen der Seele.
Falls Sie nur das *Bläschen stärken* und/oder konditionieren müssen, dann hilft *Tee* aus Zinnkraut, Johanniskraut und Salbei (je 1 EL auf ½ l Wasser, 1–2 Tassen täglich) oder ein *Kräuter-Fruchttrunk*.

Krupp und Pseudokrupp Pseudokrupp oder Krupphusten bekommen meist Kinder im Alter zwischen sechs Monaten und drei Jahren, da bei ihnen der Kehlkopf noch nicht voll ausgewachsen und deshalb recht eng ist. Dabei entzünden sich die Schleimhäute im Bereich des Kehlkopfes und der Stimmbänder, schwellen an und Schleim lagert sich an. Das Atmen fällt schwer, denn die Luft muss durch den Engpass vorbei in die Lungen gelangen.
Typisch für Pseudokrupp ist ein nächtlicher bellender Husten, das Einatmen fällt schwer. Es entstehen dabei pfeifende, fauchende oder rasselnde Atemgeräusche. Die Kinder leiden unter Atemnot, Erstickungsängsten, Herzklopfen und Unruhe. Öfters im Herbst oder Winter auftretend, gehen den Anfällen häufig Virusinfekte voraus, selten bakteriell bedingte Infektionen. Luftschadstoffe wie Rauch (Passivrauchen) verstärken die Neigung.
Erste Maßnahmen, die ihrem Kind helfen sind: Ruhe bewahren und beruhigend einwirken durch Herumtragen oder Ähnliches.
Das schafft *zusätzlich* Linderung:

- Einatmen von kalter oder kühler, feuchter Luft
- nasse Handtücher im Zimmer aufhängen
- kurzer Spaziergang
- Badezimmer unter heißen Wasserdampf setzen und gleichzeitig das Fenster öffnen, mit dem Kind im Raum verweilen
- Kamilleninhalat
- leicht gesüßtes Mineralwasser in kleinen Schlückchen trinken
- Tee aus Goldmelisse oder Bachminze

Achtung: Sollte die Besserung nicht nach einer ½ Stunde eintreten, scheuen Sie sich nicht davor, Ihrem Kind ein Kortisonzäpfchen zu verabreichen und einen Notarzt zu rufen! Nur bei langfristiger und dauerhafter Anwendung von Kortisonpräparaten sind Nebenwirkungen zu befürchten.

Kräuter-Fruchttrunk

½ l Wasser
¼ l zuckerarmer Fruchtsaft wie Apfel, Multivitamin oder Orange
¼ l Absud aus je 1 TL Brennnessel, Hauhechel, Isländisch Moos, Zinnkraut, Schafgarbe

- alles mischen
- immer reichen, wenn das Kind Durst hat

Die klassischen Kinderkrankheiten

Im Kindesalter erkrankt manch ein Sprössling an den klassischen Kinderkrankheiten. Neben dem obligatorischen Gang zum Kinderarzt gibt es auch wunderbare Hausmittel, die den Heilungsprozess zusätzlich unterstützen.

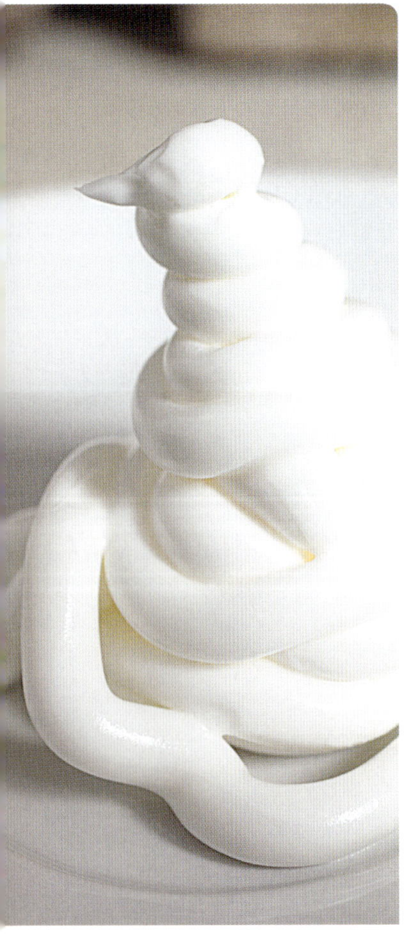

Ein Klacks Zinksalbe hilft bei vielen Wehwehchen.

Zu den klassischen Kinderkrankheiten zählen:
- Windpocken
- Mumps
- Keuchhusten
- Röteln
- Ringelröteln
- Masern
- Kinderlähmung
- Drei-Tage-Fieber

Meist wird auch Scharlach und Diphtherie dazugeordnet, obwohl beide im Grunde nicht zu den klassischen Kinderkrankheiten zählen, da sie einen altersunabhängig treffen können. In der Inkubationszeit besteht in der Regel schon eine Ansteckungsgefahr, also noch bevor die Krankheit ausgebrochen ist. Solch ein Kind kann demnach bereits andere Kinder anstecken. Bei Verdacht auf eine ansteckende Kinderkrankheit sollten Sie den Kinderarzt verständigen und nicht einfach zur Praxis hingehen (Ansteckungsgefahr für andere Kinder!) sowie Kindergarten, Hort, Schule oder Tagesmutter informieren. Keuchhusten, Diphtherie, Masern, Mumps oder Röteln treten durch die Impfungen nicht mehr sehr häufig auf. Windpocken oder Scharlach machen die meisten Kinder auch heute noch durch, da man dagegen nicht (oder noch nicht) impfen kann. Ob es Ihr Kind nun mit Mumps, Windpocken, Mittelohrentzündung oder Halsweh trifft – sorgen Sie in jedem Fall immer für ausreichend *frische Luft* im Krankenzimmer, genügend *Ruhe* und angenehme, nicht überhitzte *Wärme*. Lassen Sie ihr Kind nicht zu früh aufstehen und zwingen Sie ihm keine Nahung auf. Sorgen Sie jedoch für ausreichend *Flüssigkeitszufuhr*, am besten in Form von Wasser, verdünnten Säften und ungesüßtem (allenfalls mit Honig!) Tee. Nehmen Sie sich *Zeit* für die Pflege Ihres Kindes. Lesen Sie vor, erzählen Sie Märchen, machen Sie kleine Spiele mit ihm, bieten Sie ruhige Zerstreuung an – möglichst fern von Fernseher und Computer. Genesung ist auch eine Zeit für Fantasie und stets ein Prozess der Reifung.

WINDPOCKEN Windpocken sind durch Viren verursacht und hoch ansteckend. Meist erkrankt man nur einmal im Leben dar-

an. Die Inkubationszeit beträgt 14 bis manchmal 28 Tage. In der Regel ist der Krankheitsverlauf harmlos. Lästig und unangenehm jedoch ist der starke Juckreiz, der sich einstellt, wenn Ihr Kind sternenhimmelartig von den Wasserbläschen übersät wird.
Hier helfen einige *einfache Maßnahmen* wie Fingernägel möglichst kurz schneiden, täglicher Wäschewechsel und nachts Baumwollhandschuhe überziehen. Außerdem kann ein Babypuder mit je 1 Tr. Arnika-, Calendula- und Echinaceaöl aufgetragen werden (*Betupfen der Pusteln* oder mit *Kompressen* behandeln). Auch warmer Schwarztee, Holunderblüten- oder Ingwertee, warme Kamillen-, Eichenrinden- oder Vogelmierenessenz sowie *Zinksalbe* (Schritt-für Schritt-Anleitung Seite 18) lindern den Juckreiz und wirken gleichzeitig entzündungshemmend.
Achtung Säuglinge: Der Kontakt mit Windpocken ist hochgradig gefährlich für Säuglinge. Erkrankt die Mutter kurz vor oder nach der Geburt oder sind andere Menschen aus der Umgebung erkrankt, kann das Baby angesteckt werden und möglicherweise in späteren Jahren eine Lungen- oder Gehirnhautentzündung entwickeln.

MUMPS (ZIEGENPETER) Mumps ist eine Virusinfektion der Ohrspeicheldrüsen (meistens zunächst erst linksseitig), und verläuft in der Regel harmlos, wenngleich recht schmerzhaft. Die Inkubationszeit beträgt 14–24 Tage. Eine Impfung gegen Mumps, häufig in Kombination gegen Masern und Röteln, ist möglich. Achtung ist geboten bei plötzlich auftretender Nackensteifheit – das kann ein Hinweis für eine beginnende Hirnhautentzündung sein. Auch eine Schädigung des Hörnervs kann vorkommen. Beide Male ist sofort ein Kinderarzt gefragt!
Gegen die Schmerzen helfen *Schmalzwickel* (Schweineschmalz) um Hals und Ohren, *Kompressen* im Schwellbereich mit Angelikawurzelabsud, Bettruhe, generell *Wärmeauflagen* und weiche Speisen.
Achtung Männer: Auch Erwachsene kann es treffen, doch eine Mumpserkrankung jenseits der Pubertät kann für Mann unangenehme Folgen haben – in Form einer Hodenentzündung, was eine spätere Unfruchtbarkeit bedeuten kann. Männer, die grundsätzlich einen Kinderwunsch hegen, sollten daher die Krankenstuben von Mumpskranken meiden.

KEUCHHUSTEN Keuchhusten ist eine bakterielle Erkrankung. Das Haupterkrankungsalter liegt im Säuglings- und Vorschulalter, die Inkubationszeit beträgt 7–20 Tage. Die Krankheit dauert oft gut 6 Wochen und beginnt mit klassischen Erkältungssymptomen wie Niesen, tränenden Augen und nächtlichem Husten. Später treten Hustenanfälle auf mit anschließendem Keuchen und ziehendem Einatmen. Impfungen sind möglich.

ZINKSALBE

auch als Poposalbe für Wickelkinder geeignet

FETTPHASE
5 g Sheabutter
2 g Cetylalkohol
5 g Lanolin
3 g Emulsan II
10 g Calendulaöl
10 g Mandelöl
½ ML Lecithin super

WASSERPHASE
35 g destilliertes Wasser

WIRKSTOFFPHASE
1 g Heilerde
1 g Bisabobol
1 Msp. Zinkoxid
4 g Kamillentinktur aus kosmetischem Basiswasser

Im Kühlschrank etwa 3 Monate haltbar.

Keuchhustentee

3 TL Wachholderbeeren
2 EL Brombeerblätter
1 EL Erdbeerblätter

- mit 1 l kaltem Wasser übergießen
- 2 Stunden ziehen lassen
- dann erhitzen und 10 Minuten kochen lassen
- 2–3 Tassen täglich, bis Beschwerden besser werden

Achtung Säuglinge: Vorsicht ist besonders bei erkrankten Säuglingen geboten – da kann es zu Atemstillstand kommen. Säuglinge müssen daher ständig beobachtet werden.
Linderung schaffen *innerlich* teelöffelchenweise Kondensmilch, 1 EL Bockshornkleepulver in 1 Glas warmer Milch aufgelöst, Thymian-, Andorn-, Holunderbeeren- oder Bockshornkleesamentee sowie Keuchhustentee oder Ritterspornmilch (1 TL Pulver in 1 Glas warmer Milch). Geben Sie Ihrem Kind generell kleine Mahlzeiten und machen Sie *Brustwickel* mit Thymianabsud. Ein *Aromateelicht* mit je 4 Tr. Pfefferminz-, Orangen- und Thymianöl wirkt beruhigend.
Die *Volksmedizin* rät übrigens bei Keuchhusten zu täglichen Besuchen im Kuhstall oder einem mehrtägigen Aufenthalt in den Bergen oder an der See.
Weitere Behandlungsmöglichkeiten finden Sie im Kapitel für die Atemwege, Seite 51.

Röteln (Hautrötung) Röteln werden durch Viren meist im Schulalter hervorgerufen. Nach einer Erkrankung besitzt man in der Regel lebenslange Immunität. Die Inkubationszeit beträgt 14–21 Tage. Es bilden sich kleine, hellrote Flecken, zunächst im Gesicht, später am ganzen Körper und die Lymphknoten schwellen an. Manchmal kommt Erbrechen oder Fieber hinzu.
Geimpft wird eine Dreifachimpfung – zusammen mit Mumps und Masern. Röteln machen aber oft viele in der Stille durch. Schlimmstenfalls bemerkt man dann eine Drüsenschwellung

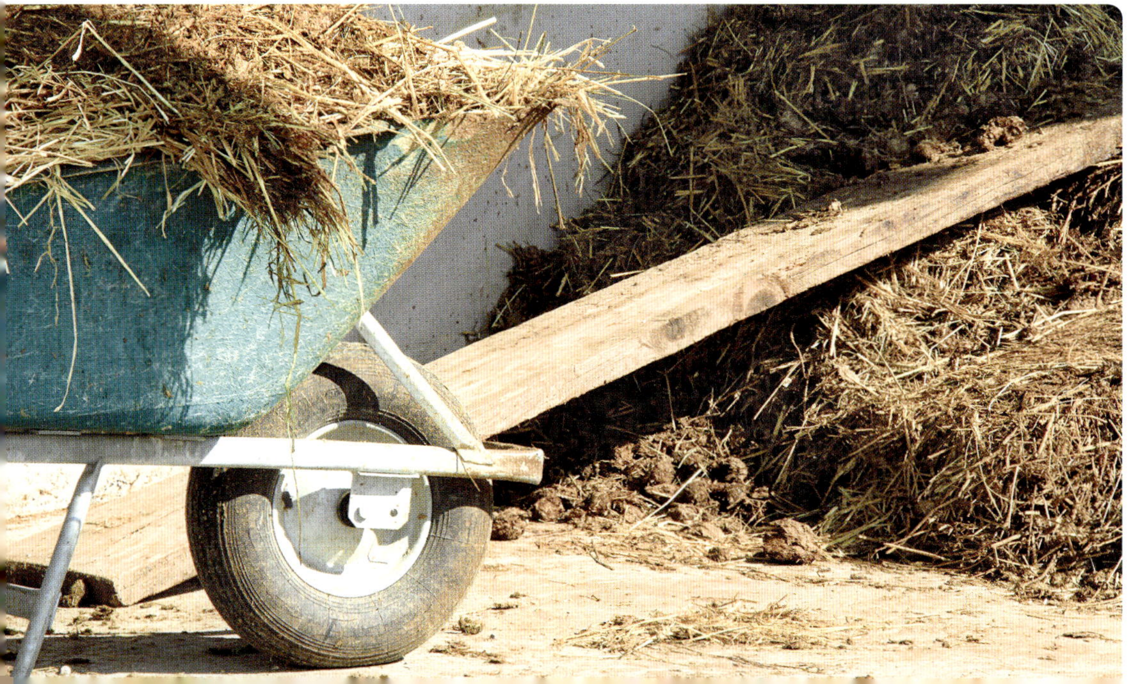

Besuche im Kuhstall machen Spaß und lindern bei Keuchhusten die Beschwerden.

am Hals oder einen nur ganz leichten Ausschlag. Manchmal haben die Kinder auch einfach nur leichtes Fieber, das nicht behandelt werden muss. Mittel gegen Erbrechen finden Sie auf Seite 121. Im Grunde ist da also nicht viel zu machen, dennoch mögen Kinder es gerne, wenn man irgendwie handelt. Sie tun Ihrem Kind in jedem Fall etwas Gutes, wenn sie einen *Wickel* um die geschwollenen Drüsen legen (feuchtes Handtuch mit warmem Kamillentee tränken) oder sanft einreiben mit einem *Alles-wird-gut-Fluid*.
Achtung bei Schwangerschaft: Rötelninfektionen führen in den ersten 8 Wochen der Schwangerschaft in 90 % der Fälle zur Schädigung des Embryos. Mit fortschreitender Schwangerschaft beträgt das Risiko 25–30 %. Schlimmstenfalls droht eine Früh- oder Totgeburt!
Bei einer geplanten Schwangerschaft kann der Arzt feststellen, ob bei Ihnen ein Röteltiter besteht, also ob in früheren Jahren eine Rötelninfektion stattgefunden hat, ob der Impfschutz ausreichend ist (und somit Immunität besteht) oder ob eine Impfung notwendig ist. Sollten Sie bereits in anderen Umständen sein, müssen Sie UNBEDINGT jeglichen Kontakt mit einem Rötelkind meiden!

Ringelröteln Sie zählen zu den Kinderkrankheiten, obwohl auch Erwachsene noch daran erkranken können. Die Inkubationszeit liegt bei 7–18 Tagen. Häufig durchläuft man die Krankheit, ohne es selbst zu bemerken (stille Feiung) und nur manche zeigen den charakteristischen Hautausschlag mit großen roten Flecken, der, beginnend an den Wangen, sich über Schultern, Oberarme, Oberschenkel und Gesäß erstreckt. Meist ist die Mundpartie ausgespart. Die Flecken fließen später zusammen und es entstehen girlandenartige Muster, die monatelang verbleiben können. Es kann zu Gelenkschmerzen und -entzündungen kommen, insbesondere bei Mädchen und jungen Frauen. Die Beschwerden dauern 2 Wochen bis mehrere Monate an und hören von alleine wieder auf. Es können auch Immunschwächen auftreten sowie Anämien.
Es gibt keinen Impfstoff. Eine besondere Behandlung ist nicht notwendig, doch gegen gelegentlich auftretenden Juckreiz helfen *Babypuder*, lauwarme *Abwaschungen* mit Melissentee oder *Hafermehlkompressen*.
Weitere Maßnahmen siehe auch Kapitel Windpocken Seite 102 oder Ekzeme Seite 37.
Achtung bei Schwangerschaft: In etwa einem Drittel der Fälle kann das Virus über den Mutterkuchen (Plazenta) auf das Ungeborene übertragen werden und beim Ungeborenen schwere Anämien auslösen, im schlimmsten Fall kann eine Erkrankung zu Fehlgeburt oder Totgeburt führen.

Alles-wird-gut-Fluid

Fettphase entfällt

Wasserphase
50 g Orangenblütenwasser
1 Msp. Gelbildner
3 g kosmetisches Basiswasser

Wirkstoffphase
je ½ ML D-Panthenol, Weizenkeimöl, Bisabobol
5 g Jojobaöl
1–2 Tr. Flüssigfarbe passend zum Duft
2 Tr. Honig
10 Tr. ätherische Öle wie Erdbeere oder Schokolade

- Blütenwasser und Gelbildner mit einem kleinen Schneebesen zu einer glatten Masse verrühren
- kosmetisches Basiswasser dazugeben und unterrühren
- restliche Zutaten einrühren
- abfüllen, beschriften, Haltbarkeit ca. 3 Monate

Meerrettichsirup

50 g geriebener Meerrettich
1 EL Zitronensaft
1 TL geriebener Ingwer
je 1 EL Brunnen- oder Kapuzinerkresse und Melisseblätter
200 g Honig

Scharlach Eine Scharlacherkrankung wird durch Streptokokken verursacht. Sie beginnt plötzlich mit hohem Fieber und Halsschmerzen. Im weiteren Verlauf entsteht ein Hautausschlag aus roten, etwa stecknadelkopfgroßen Flecken am gesamten Körper. Charakteristisch bei Scharlach ist eine Mandel- oder Halsentzündung, welche mit einer erst weiß belegten, später dann gerötete Zunge, der sogenannten Himbeerzunge einhergeht.
Die Behandlung mit einem entsprechenden Antibiotikum kann den früher so sehr gefürchteten Spätkomplikationen wie Blutvergiftung, Rheumatisches Fieber oder Mittelohr-, Nieren- und Herzmuskelentzündungen vorbeugen. Auch Fieber über 41 °C, Krämpfe und Kreislaufkollaps sind möglich. Ein Kind, das an Scharlach erkrankt ist, gehört also in kindermedizinische Behandlung. Die Inkubationszeit beträgt 2–4 Tage, es sind vor allem Kinder im Kindergarten- und Schulalter betroffen.
Wenn Sie auf die Gabe von Antibiotika verzichten (jeder Schulmediziner wird Ihnen davon abraten), sollten Sie sich darauf einstellen, dass Ihr Kind wochenlang zu Hause bleiben muss. Meist ist das Thema Scharlach dann aber trotz verschiedener Erreger damit ein für und allemal durch.
Egal wie Sie sich entscheiden, es tut Ihrem Kind in der Zeit der Krankheit gut, viel *Ruhe* zu haben. Geben Sie ihm außerdem *Lindenblütentee* mit je 1 TL Honig und Zitronensaft sowie *Meerrettichsirup* (Schritt-für Schritt-Anleitung Seite 11).

Masern Masern sind eine hoch ansteckende Virusinfektion, die durch Tröpfcheninfektion verbreitet wird. Das Haupterkrankungsalter liegt bei 2–4 Jahren, die Inkubationszeit beträgt 7–14 Tage. Sie beginnen meist mit Schnupfen, Reizhusten, Bindehautentzündung und Fieber. Dann treten sandkornartige Flecken an der Mundschleimhaut und bräunlich rosafarbene Hautflecken auf, zunächst am Kopf, dann am gesamten Körper. Es können Komplikationen auftreten in Form von Mittelohr-, Lungen-, Herzmuskel oder Hirnhautentzündungen. Vorbeugung ist durch Impfung möglich, in der Regel in Kombination mit Mumps und Röteln.
Ein Kind, das an Masern erkrankt ist, gehört in kindermedizinische Behandlung. Doch was Sie nebenbei tun können und was Ihrem Kind gut tut: für viel *Wärme* sorgen, *Abwaschungen* des Körpers mildem Salzwasser (1 TL Salz auf ½ l Wasser), *kalte Wickel* mit Brennnesseltee und den *Lichteinfluss reduzieren*.

Diphtherie Die Diphtherie ist eine bakterielle Tröpfcheninfektion, welche die oberen Atemwege infiziert. In der Folge entsteht eine Entzündung der Schleimhäute mit weißlich bis bräunlich blutigen Belägen, Halsschmerzen, Bauch- und Glie-

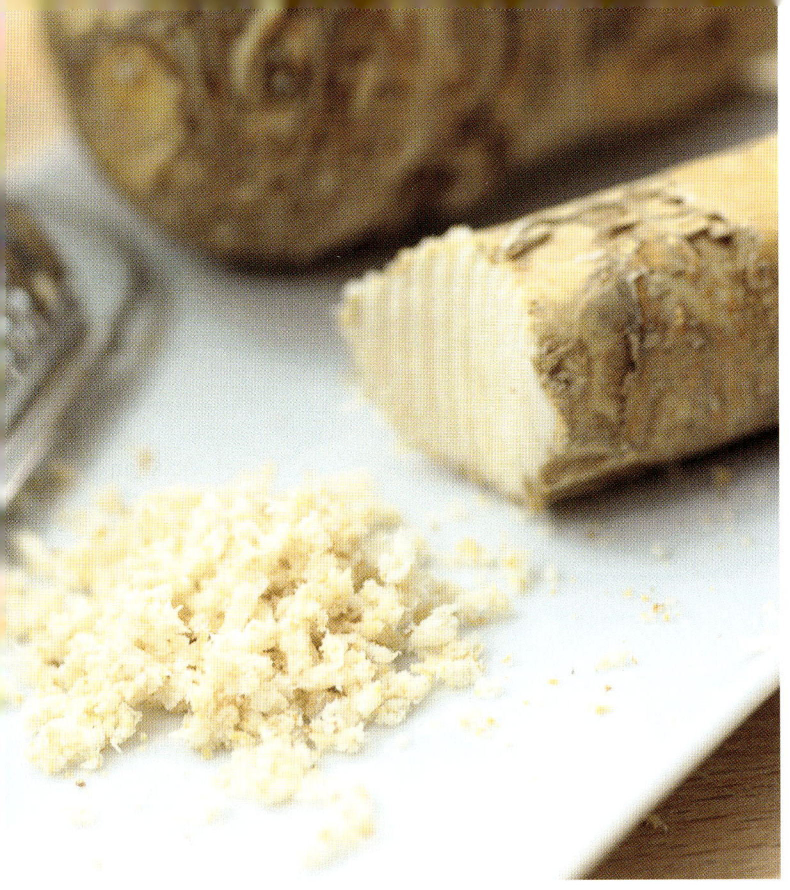

Meerrettich hat viel wirksames ätherisches Öl.

Meerrettich
Die Pflanze gilt als der Allrounder aus dem Garten. Die enthaltenen Senföle wirken als Viren-, Pilz- und Bakterienkiller. Studien zeigen, dass Meerrettich gegen Streptokokken- und Staphylokokkeninfektionen und besonders in Kombination mit Brunnen- oder Kapuzinerkresse gegen dreizehn Bakterienstämme wie ein schulmedizinisches Antibiotikum wirkt. *Achtung:* Meerrettich eignet sich nicht für Patienten mit Magen- oder Darmgeschwüren sowie Schilddrüsenfehlfunktionen.

derschmerzen, Erbrechen, Fieber und einem faulig süßlichen Mundgeruch. Die Inkubationszeit beträgt 1–7 Tage. Sie kann in jedem Alter auftreten, kommt aber vor allem bei Kindern vor. An Diphtherie erkrankte Menschen gehören umgehend in eine Klinik und ärztliche Behandlung. Ohne Behandlung verläuft die Erkrankung in manchen Fällen tödlich. Gegen Diphtherie kann geimpft werden. Es besteht Meldepflicht nach dem Infektionsschutzgesetz.

Das kann neben der schulmedizinischen Behandlung die Halsschmerzen Ihres Kindes *innerlich* lindern: heiße Milch mit Honig oder Salbei- oder Apfelschalentee (Seite 115) trinken, schwarze Johannisbeeren getrocknet, Ingwerwurzel oder Kandis lutschen. Auch *Wickel* mit Milch-Brötchen-Brei (kalte Milch und Brötchen 1:1 zusammen einweichen, 20 Minuten) oder Senf helfen, ebenso das *Gurgeln* mit Malzessig (Seite 89) und Wasser im Verhältnis 1:4.

Als *Wassertherapie* bereiten Sie ein Kamilleninhalat. Auch eine *Aromakerze* mit je 4 Tr. ätherischem Öl Orange, Apfel, Beerenmischung und Nelke lindert die Beschwerden.

Weitere Hinweise zu Fiebersenkung siehe Seite 37 sowie Kapitel Erbrechen Seite 121 und Halsweh Seite 58.

Lebenslang immun?
Bei den meisten Kinderkrankheiten gilt: Hat man sie einmal gehabt oder ist man dagegen geimpft, ist man lebenslang immun. Doch das stimmt nicht immer! Wer nicht genug Antikörper gebildet hat, kann sehr wohl – auch im hohen Alter – (wieder) daran erkranken.

Kinderlähmung (Polio) Die Kinderlähmung ist eine fieberhafte Viruserkrankung, die meistens durch Schmierinfektion übertragen wird. Die Inkubationszeit beträgt 3–14 Tage. Symptome sind zunächst Fieber, Husten, Halsschmerzen, Kopfweh, Gliederschmerzen, Schweißausbrüche. Nach 1–2 Wochen ohne Beschwerden kommt es zu einem erneuten Fieberschub. Danach entwickelt sich eine Hirnhautentzündung mit Kopf-, Rücken- und Gliederschmerzen, steifer Wirbelsäule, Bewusstseinseintrübung, Erbrechen, Lichtempfindlichkeit, Nackenstarre. Diesen Symptomen folgen 2 Tage später Lähmungen, bevorzugt an Schultergürtel- und Beinmuskeln. Die Lähmungen bilden sich nach 4–5 Tagen unvollständig zurück. Ein Viertel der Betroffenen leidet dauerhaft an leichten, ein weiteres Viertel unter schweren Muskelschäden. In seltenen Fällen können vom Beginn der Erkrankung bis zum Tod nur wenige Tage oder gar nur Stunden vergehen.
Bei Verdacht (treten bei Fieber gleichzeitig Gliederschmerzen und mangelnde Beweglichkeit auf), muss das Kind umgehend einem Mediziner vorgestellt werden. Eine Therapie, außer strenger *Bettruhe*, *fiebersenkenden Mitteln* (siehe Seite 37) und sich anschließender Krankengymnastik, gibt es nicht. Gegen Kinderlähmung kann geimpft werden, Europa gilt durch die Impfungen seit 2002 als poliofrei. Es besteht Meldepflicht.
Um Ihrem Kind zu helfen, beobachten Sie es genau und erfüllen Sie möglichst alle *Wünsche*. Ein Kind weiß oft, was ihm gut tut: Kälte oder eher Wärme, Ruhe oder besser leise Geräusche im Hintergrund, hell oder dunkel. Auch Speisen wählen sie häufig nach dem, was sie gerade benötigen. Achten Sie auf genügend *Flüssigkeitszufuhr*. Ein bis zwei Liter pro Tag – je nach Alter des Kindes – sollten es schon sein! Weitere Hinweise gegen Schmerzen finden Sie auf Seite 85, Husten Seite 57 und Übelkeit Seite 121.

Drei-Tage-Fieber Das Drei-Tage-Fieber ist eine Viruserkrankung mit plötzlich auftretendem hohen Fieber, das 3–4 Tage andauert, Erbrechen, Schwellung der Augenlider, Papeln auf dem weichen Gaumen und am Zäpfchen, Husten sowie Schwellung der Halslymphknoten. Es bildet sich an Rumpf und Nacken ein Hautausschlag mit feinen, leicht erhabenen Flecken, die zusammenfließen können und sich auch auf das Gesicht ausbreiten.
Es ist eine typische Erkrankung von Babys; Kinder jenseits des zweiten Lebensjahres erkranken so gut wie nie daran. Eine Therapie, außer *fiebersenkenden Mitteln*, gibt es nicht. Hinweise dafür finden Sie auf Seite 32.

Heilapotheke für Jugendliche

„Ich habe überhaupt keine Hoffnung mehr in die Zukunft unseres Landes, wenn einmal unsere heutige Jugend die Männer von morgen stellt. Unsere Jugend ist unerträglich, unverantwortlich und entsetzlich anzusehen.“ Aristoteles

Sehr beruhigend, dass bereits Aristoteles (384–322 v. Chr.) schon der Meinung war, dass die damalige Jugend eine Zumutung war. Wahrscheinlich war sie es tatsächlich, am meisten sich selbst gegenüber – genau wie heute ...
Also, Mädels und Jungs, lasst euch beim Erwachsenwerden nicht aus der Ruhe bringen. Es gehört dazu, ich zitiere: „unerträglich, unverantwortlich und entsetzlich anzusehen“ zu sein.

AKNE *Wahr oder falsch: Vorurteile rund um das Thema Akne*
1. Akne kriegt man, weil man sich nicht richtig wäscht Falsch! Wenn du nicht gerade unter einer Brücke haust und nur jährlich einmal zu Seife greifst, trifft das definitiv nicht zu. Im Gegenteil, Betroffene sollten sich nur maximal zweimal täglich und zwar mit einem milden Hautreinigungsmittel waschen.

2. Sex ist Schuld an Akne Falsch! Auch wenn die Hormone während der Pubertät verrückt spielen und eine große Mitverantwortung an der Akne tragen – deine sexuellen Fantasien und/oder Handlungen lösen sicher keinen Akneschub aus!

Gesund und gut drauf.

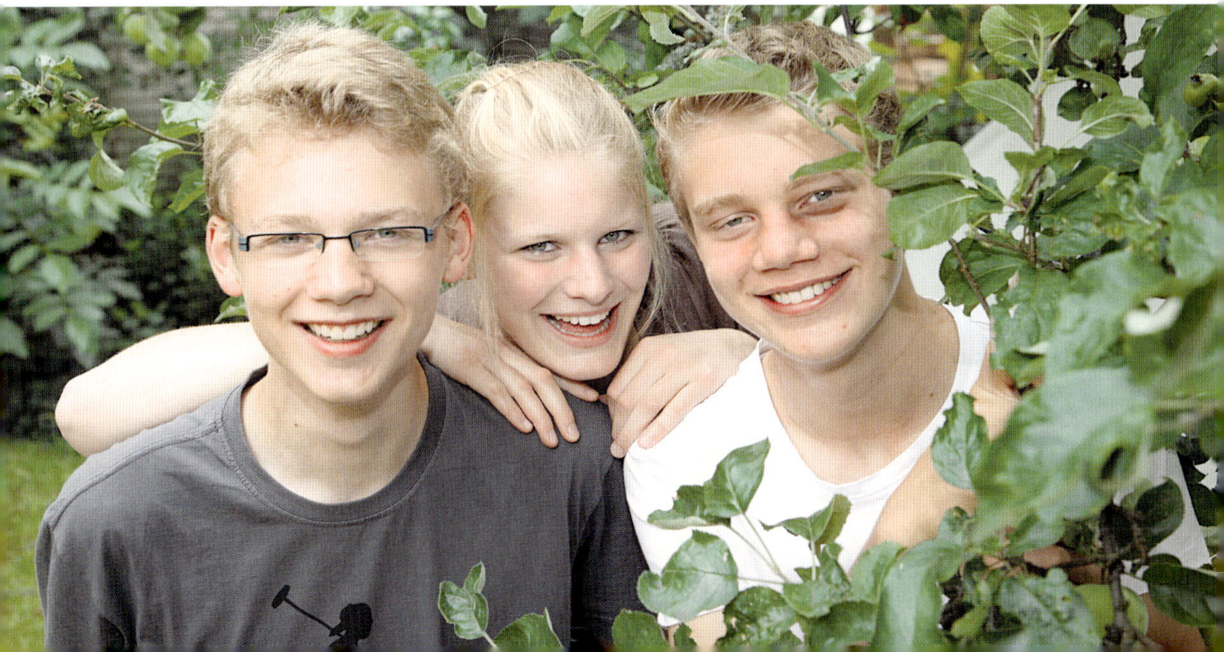

Allerdings können die richtigen Hormongaben (wie zum Beispiel die Pille) das Chaos auf der Haut positiv beeinflussen. Doc dazu befragen!

3. Mitesser und Pickel muss man ausquetschen Falsch, und ganz falsch daheim vorm Spiegel mit nicht desinfizierten Fingern! Wenn du nämlich selbst die Finger anlegst, kann das eine Vergrößerung der Wunde, Abszessbildungen, Schmierinfektionen und zusätzliche Narben zur Folge haben. Wenn es schon sein muss (am ehesten gerechtfertigt durch psychologische Begründungen), dann geh zu einem Hautdoc, der eine speziell ausgebildete Kosmetikangestellte vorweisen kann. Die macht das dann für dich. Nicht ganz günstig, aber gesünder.

4. Akne kommt von schlechter Ernährung Jein. Zunächst ist es eine Krankheit, sonst nichts. Es gibt aber Forschungen darüber, dass zu viel Zucker, Milch, Käse, Schweinefleisch und vieles

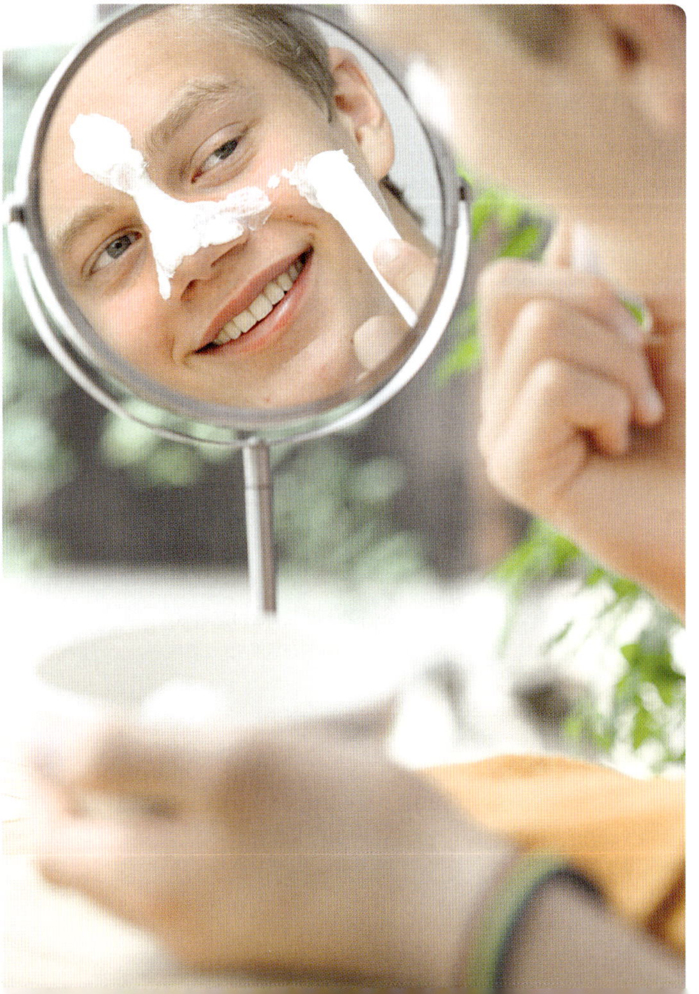

Eine regelmäßig angewandte Maske hilft gegen Hautunreinheiten.

mehr Akne zumindest begünstigen. Akne ist aber kein Symptom für eine Allergie und auch nicht einfach wegzukriegen mit einer klitzekleinen Diät. Die Nahrungsumstellung muss langfristig und konsequent erfolgen. Bis jeder herausgefunden hat, was die eigene Haut belastet, können manchmal jedoch leider Jahre vergehen.

5. Akne kommt vom Alkohol und Rauchen Nein, aber beides fördert die Aknebildung. Also Finger lassen von Alk und Ziggis, wenn du eine schöne Haut haben willst (und nicht nur deswegen)!

6. Akne kommt von falscher Kosmetik Nein, aber tatsächlich gibt es in Kosmetika Inhaltsstoffe, sogenannte komedogene Stoffe (das sind Substanzen, welche die Haut verstopfen und die Entstehung von Mitessern begünstigen), die Akne fördern. Das hat nichts mit chemisch oder natürlich zu tun, beides kann diese Substanzen beinhalten. Im Internet findest du Listen von Inhaltsstoffen, die komedogen wirken. Also einfach aufpassen, was du dir ins Gesicht schmierst!

7. Stress macht Akne Jein. Sagen wir es so: Jeder Mensch hat Stress, aber nicht jeder hat Akne. Es gibt dazu also immer noch einen weiteren Mitverursacher, eine Art Multiplikationsfaktor wie die allgemeine Stimmungslage, Kranksein, Monatsregel, Schulprobleme, Klimawechsel, Zoff mit Freunden, dem Freund/der Freundin, den Eltern und so weiter.

Hartnäckige Pickel und Pusteln sind nicht nur eine unangenehme und manchmal auch recht schmerzhafte Angelegenheit, sondern eine handfeste Krankheit. Abgesehen davon leidet man bei jedem Blick in den Spiegel.
Um sie los zu werden, benötigst du Geduld, in ganz schlimmen Fällen medizinische Behandlung. Mit diesen *einfachen Mitteln* kannst du versuchen, dir selbst zu helfen:

- etwas Spucke direkt nach dem Aufwachen drauftupfen
- mit Rotlicht bestrahlen
- mit Meerrettichmilch (10 g Meerrettich gerieben mit 25 ml Milch aufgekocht, abseihen, Milch auffangen) einmassieren
- Zitronenscheiben auflegen (20 Minuten zweimal täglich)
- mit frischem Eiweiß zweimal täglich betupfen (mit einem Wattestäbchen und drauf lassen, bis das Eiweiß trocken ist)
- mit Lavendelöl zweimal täglich betupfen (mit einem Wattestäbchen)

Mein Tipp: Nicht besonders geruchsfreundlich (obwohl dieser rasch verfliegt) und vielleicht nicht gerade die erste Wahl fürs Gesicht, aber wirkungsvoll ist Eigenurin! Damit die Pusteln zweimal täglich betupfen (Wattestäbchen!).

Ab in die Sonne
Hab Sonne im Herzen, ob's stürmt oder schneit ... dichtete einst ein Herr namens Cäsar Flaischlen.
Wenn du von Akne betroffen bist, solltest du sie nicht nur im Herzen tragen, sondern oft genießen: Sonne wirkt gegen Pickel, weil sie diese austrocknet. Zudem wird die Haut besser durchblutet. Aber: nicht übertreiben und fettfreie Sonnensprays benutzen!

Snow Night

Fettphase

je 1 EL Aprikosenkern-, Nachtkerzen- und Hagebuttenkernöl
10 g Sheabutter
2 g Babassubutter
7 g Tegomuls (Emulgator)

Wasserphase

50 g destilliertes Wasser

Wirkstoffphase

je 2 Tr. Da Zao, Bioschwefel, Bisabobol
1 Msp. Zinkoxid
3 g kosmetisches Basiswasser (Konservierung)

- Butter und Tegomuls langsam erwärmen, bis alles geschmolzen ist
- Öle dazugeben
- Wasser auf ca. 50 °C erwärmen
- mit einem kleinen Schneebesen oder Ähnlichem das Wasser in die Fettmischung rühren, bis die Masse emulgiert
- etwas abkühlen lassen
- Da Zao, Bioschwefel, Bisabobol und das Zinkoxid gründlich einarbeiten
- zum Schluss das kosmetische Basiswasser unterrühren
- Creme abfüllen, verschließen und beschriften, Haltbarkeit gekühlt ca. 3 Monate

Masken oder Kompressen können übrigens auch Wunder wirken. Probier es aus mit Sauerkraut (dreimal pro Woche 20 Minuten), Kornblumenblütentee (einmal wöchentlich), 3 EL Naturjoghurt, Bienenhonig und Weizenkeimöl 1:1 oder dem Absud aus gleichen Teilen Salbei, Thymian und Calendula. Auch Brei aus 2 EL Hafermehl und 1 EL Apfelessig (10 Minuten zweimal täglich, dann mit Wasser abwaschen), Honig-Knoblauch-Olivenölbrei (Honig, Olivenöl im Verhältnis 1:1 + 1 zerdrückte Knoblauchzehe) zum Auftragen (½ Stunde einwirken lassen, dann Rest mit warmem Wasser abwaschen), Buttermilch, Zaubernussabsud oder Heilerdebrei sollten die Akne verschwinden lassen.
Mit gezielter *Anti-Akne-Nahrung* kannst du das Aufblühen auch beeinflussen. Du solltest auf jeden Fall Schweinefleisch in allen Variationen meiden. Es mag nicht alles so schmecken wie eine Cola, ein Sub oder MacFlurry, aber Nachstehendes hilft. Probier es einfach mal:

- morgens regelmäßig einige Weizenkeime gut kauen oder ein Glas Milch mit 5 g Leinsamen, 10 g Kamillentee und 10 g Hefe trinken
- täglich ½ Glas Rote-Beete-Saft, 2 Gläser Stutenmilch (statt Kuhmilch) oder Kefir
- gelegentlich Schwarzwurzelwasser (200 g in 1 l Wasser kochen), nur das Kochwasser trinken oder dieses auch zur Abwechslung mal als Kompressen auflegen
- viel Vitamin-B-Haltiges wie zum Beispiel Fisch, Milch- und Leberprodukte, Broccoli, Spinat oder Grünkohl essen
- täglich 1 TL frische Hefe eventuell in warmer Milch gelöst mit 1 TL Honig
- täglich 1–2 Tassen Anti-Akne-Tee einnehmen

Anti-Akne-Tee

je 1 TL Holunderblüten, Minzeblätter, Schafgarbe
je ½ TL Thymian, Kamillenblüten, Salbei
½ l Wasser

- Wasser kochen lassen
- Pflanzenteile damit überbrühen, 20 Minuten ziehen lassen, abseihen
- eventuell mit Honig süßen

Seesand-Mandelkleie-Reinigung

1 TL Seesand-Mandelkleie (aus Apotheke oder Drogeriemarkt) mit etwas Wasser zu einem Brei verrühren.

- Brei auf dem Gesicht verteilen und sanft einmassieren
- danach gut abspülen
- das Gesicht mit Schwefelpuder einpudern

Auch ein *Haferstrohvollbad* oder (Dampf-)*Bäder* mit je einem EL frischen oder getrockneten Blättern von Birke, Brennnessel, Brunnenkresse, Kamille, Wegwarte (auf 1 l kochendes Wasser) können dir helfen. Diese Kombination hat sich auch seit Jahrzehnten bewährt: *Seesand-Mandelkleie-Reinigung* und anschließend *Schwefelpuder* aus der Apotheke auftragen.
Zauberei gibt es nicht? Falsch! Wir schwören auf *Snow Night*! Damit gehen die Pickel garantiert weg! (Creme selbst anrühren oder in der Apotheke machen lassen), auftragen und du kannst deine unreine Haut wirklich bald vergessen.
Mein Tipp: Du kannst auch bis auf die Wirkstoffe und das Basiswasser alles in ein feuerfestes Schraubdeckelglas geben. Wenn die festen Fette geschmolzen sind, alles gründlich bei geschlossenem Deckel so lange schütteln, bis es emulgiert. Zwischendurch vorsichtig den Deckel öffnen, damit die warme Luft entweichen kann, wieder verschließen und weiterschütteln. Dann nach dem Abkühlen weitermachen wie oben beschrieben.
Und wenn das alles nicht hilft, bleibt dir wohl ein Gang zum Hautdoc wirklich nicht erspart. Vor allem, wenn sich größere Hautareale entzündet haben. Dann kann es nämlich sein, dass du eine Schmierinfektion bekommen hast, bei der die Bakterien munter über die Haut wandern und sich überall einnisten. Da hilft dann nur noch *Meerrettichpaste* (frische Wurzel putzen, schaben, mit wenig Wasser weich kochen, pürieren) oder eine *antibiotische Salbe*.

KOPFWEH Immer häufiger klagen Jugendliche über Kopfschmerzen und sogar Migräne.
Wenn du ebenfalls dazugehörst und keine handfeste Krankheit (vom Doc abchecken lassen) dahintersteckt, probier, bevor du gleich zu Schmerzmitteln greifst, es erst mal mit *gedünstetem Kopfsalat*: einen ganzen Kopf essen, dann müsste der Schmerz weggehen. *Anti-Kopfwehtee* hilft ebenfalls.
Von außen kannst du dir auf Schläfen, Stirn und/oder Nacken Packungen machen. Ruh dich dabei aus (laute Geräusche/laute Musik meiden). Dazu nimmst du kalte rohe Kartoffelscheiben, einen eiskalten Umschlag mit Thymian- und Nelkenöl (nassen Waschlappen mit jeweils 2 Tr. von den Ölen beträufeln, kurz ins Gefrierfach legen, dann auf die Stirn legen) oder eiskalten Melissentee. *Das hilft manchmal auch*: die Nase in frische Basilikumblätter stecken und mehrmals dabei tief ein- und wieder ausatmen, ein Fußbad mit Salz (2 l warmes Wasser, 2 EL Meersalz), nasse Wollsocken und trockene warme Socken drüberziehen oder eine Stunde Fahrradfahren.

ASTHMA, ALLERGIEN UND HEUSCHNUPFEN Lese dazu auf Seite 61.

ANTI-KOPFWEHTEE

je 1 TL Majoran, Rosmarin, Betonie, Liebstöckelwurzel und Thymian
1 TL Honig

- Kräuter mit kochendem Wasser übergießen
- 10 Minuten ziehen lassen
- abseihen
- mit Honig süßen
- lauwarm schlückchenweise trinken

Gummidrops mit Melisse

15 g Speisegelatinenpulver
je 15 ml frisch gepressten Orangensaft und Melissenabsud
20 g Zucker
10 g Honig
je 1 Prise Zimt und Muskatnuss
3 g Wein- oder Zitronensäure

- die Gelatine in 35 ml Wasser rühren
- 15 Minuten quellen lassen, dann die Masse auf höchstens 75 °C erwärmen
- Zucker und Säure in der Flüssigkeit auflösen
- Honig, Gewürze, Saft und Tee zur Gelatine gegeben, gut verrühren
- Mischung 10 Minuten stehen lassen, nochmals rühren
- in möglichst kleine Behälter füllen (Eiswürfel, geeignete Formfolien von Süßigkeiten)
- mindestens drei Stunden stehen lassen

Mein Tipp:
Wenn du die Gummis eintüten willst, musst du sie mit wenig Stärkepulver bestäuben, damit sie nicht zusammenkleben.

Sportverletzungen Für ganz viele Arten von Sportverletzungen (nehmen wir mal Brüche raus, da musst du eh gleich in die Notfallambulanz gebracht werden) gilt die *PECH-Regel* „Pause, Eis, Compression, Hochlagerung" (s. Seite 29). Das heißt also im Klartext: sofort komplette sportliche Auszeit, ordentlich *kühlen* (da kannst du notfalls die Tüte Tiefkühlpommes aus Mamas Gefriertruhe holen), dann ein schicker fester *Verband* um das Beinchen (Ärmchen, was auch immer) binden und den Körperteil so lagern, dass er höhentechnisch betrachtet über dem Herzen liegt.
Was du zusätzlich tun kannst, sind *eiskalte Kompressen* auflegen mit Wirsingblättern (mit dem Nudelholz platt rollen, kurz ins Eisfach legen), Heilerde, essigsaure Tonerde, gekochter Fenchelbrei, Quark, Kastanienmus, Beinwelltinktur, Bockshornkleesamenbrei (100 g Samen mit 100 ml Wasser weich kochen) zweimal täglich 20 Minuten.
Gegen Schmerzen und Ängste kannst du dir mit Johanniskraut-, Weidenrinden- oder Mohntee, 1 Becher Milch mit 1 EL Borretschkraut (lass alles einmal aufkochen und seih dann die Blätter ab, eventuell mit etwas Honig mischen, noch warm trinken!), einen Trunk aus je ½ Glas Orangensaft und Melissentee oder Gummidrops mit Melisse behelfen.

Rückenschmerzen Lese dazu auf Seite 122, denn Rückenschmerzen kommen wirklich nicht nur bei Jugendlichen vor.

Wachstumsschmerzen Obwohl es Wachstumsschmerzen als medizinische Definition gar nicht gibt (weil Wachsen angeblich keine Schmerzen verursacht), haben doch viele Kinder und Jugendliche vor allem nachts diese fiesen Schmerzen in den Beinen und können deswegen kaum schlafen.

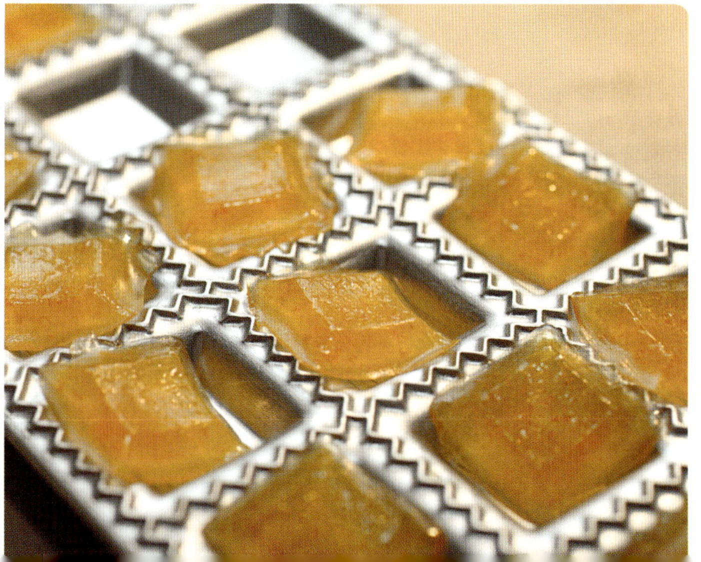

Gummidrops aus Orangensaft und Melissentee sind lecker und wirken schmerzlindernd und beruhigend.

Was wirklich Linderung bringt, sind *Salzvollbäder* (100 g Salz auf eine Wanne voll warmes Wasser ... aber wer will schon mitten in der Nacht baden?) und *Einreibungen* mit Franzbranntwein (Rezept Seite 82). Den solltest du stets griffbereit neben dem Bett haben, damit du erst gar nicht aufstehen musst, um dir die Beine einzureiben!

TINNITUS Neuerdings scheint sich Tinnitus, eine Art ständiges Ohrensausen, zum „Teenietus" auszubreiten – immer mehr Jugendliche haben damit Probleme. Als Auslöser gelten durch Viren bedingte Durchblutungsstörungen, ständige Lärmbelastung und Stress.
Die Folgen davon sind Schlafstörungen, Konzentrationsschwächen, Angstzustände, Schwindel und Mattigkeit. Schlimmstenfalls kann das Gleichgewichtsorgan davon betroffen sein. Gehörst du auch dazu? Dann solltest du viel *Sport* treiben, viel *Wasser trinken* und, ja das hilft, regelmäßig die *Stille suchen*. Mach zudem um Kaffee einen großen Bogen, trink lieber viel *Apfelschalentee* und gönne deinem Nacken regelmäßige *Entspannung*. Schaff dir Ruhe im und am Ohr, zum Beispiel mit einem warmen *Wickel* mit Kartoffeln, Heublumenessenz, Salz (im Backofen wärmen) oder Melissen- oder Mohnsamenöl (nasses Tuch mit 5 Tr. beträufeln).
Auch das entspannt: ein *Schlafkissen*, gefüllt mit getrockneten Blüten und Blättern von Baldrian, Melisse, Hopfen, Kamille und Heublume oder ein *Klangkissen* (wie du dir das bauen kannst, erfährst du auf Seite 87) mit natürlichen Geräuschen wie Meeresbrandung, Bäumerauschen, Vogelgezwitscher und Ähnlichem.

DROGENKONSUM Leider passiert es mehr und mehr, das Jugendliche ganz eindeutig zu viel Drogen konsumieren (Alkohol, Nikotin oder noch Schlimmeres).
Ich hoffe, du gehörst nicht dazu, wenn aber doch, mach dir Gedanken über dein Verhalten, gelobe dir und deinen Angehörigen Besserung, versuche deine Gelüste künftig auszutricksen und such Hilfe bei Profis, falls du das Gefühl hast, du bekommst die Sache nicht in den Griff! Sollte es dir dennoch nicht gelingen, einen möglichst seltenen *Kater* zu vermeiden, probiere es mit 2 Gläsern lauwarmem Mineralwasser, 2 Tassen Grünem Tee, 1 Glas Orangensaft mit 1 TL Salz oder einem Katersalat.

APFELSCHALENTEE

1 Handvoll ungespritzte Apfelschalen

- bei ca. 60 °C auf einem mit Backpapier ausgelegtem Backblech im Backofen trocknen
- Apfelschalen in eine Kanne geben und mit ¼ l kochendem Wasser übergießen
- ca. 10 Minuten zugedeckt ziehen lassen

KATERSALAT

1 scharfe Chilischote
2 große, gut gereifteTomaten
½ Gurke
1 Apfel
3 TL Sojasauce
2 EL Naturjoghurt
1 TL Honig
Salz und Pfeffer

- Obst und Gemüse so klein wie möglich schneiden
- aus Sojasauce, Joghurt, Honig Salz und Pfeffer eine Sauce rühren und drüber geben
- alles mischen und langsam essen

Heilapotheke für alle Frauen

In Japan sagt man: „Ist der Mann krank, geht das Haus zugrunde; ist die Frau krank, die Liebe." So weit muss es aber nicht kommen – schließlich ist für manch typische „Frauenkrankheit" ein Kraut gewachsen.

Ich tu mir gut – Frühstücksteemischung

je 1 EL Mönchspfeffer, Passionsblume, Majoran, Rotklee, Dill- und Sojasamen, Kamille, Lavendel und Bärentraubenblätter

- von der Mischung 1–2 TL auf ½ l Wasser rechnen

Ich tu mir gut – Abendteemischung

je 1 EL Johanniskraut, Weißdorn, Ginkgo, Frauenmantel, Fenchelsamen, Melisse und Orangenblüten

- von der Mischung 1 TL auf 150 ml Wasser rechnen

Ausfluss Ein weißlicher oder auch gelblicher Ausfluss ist normal. Doch wenn dieser sich grünlich verfärbt, schmerzt, brennt und einfach unangenehm ist, vielleicht sogar noch schlecht riecht, dann steckt meist eine Entzündung oder ein Pilz dahinter (selten auch Ernsteres; Arzt fragen!).
Gegen harmlose Infektionen können Sie aber etwas tun – zum Beispiel mit einem *Sitzbad* mit einer Kräutermischung aus je 1 EL Kamillen- und Calendulablüten, Diptamwurzel, Eichenrinde und Frauenmantel, ca. 20 Minuten, oder einem Absud aus Kapuzinerkresse oder Vogelmiere. Auch Rosmarinessenz hilft.

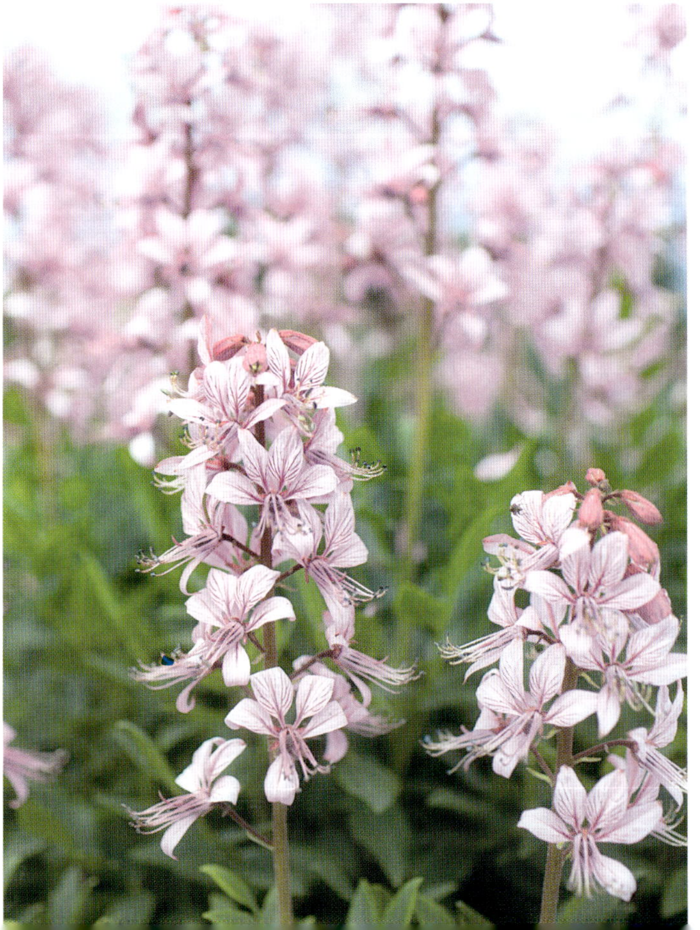

Die Wurzelrinde des schönen Diptam ist ein bewährtes „Frauenmittel".

Auch *Tampons* oder *Vorlagen* mit Kamillentee (2 EL Blüten mit 200 ml Wasser abkochen, auf laue Temperatur abkühlen lassen) oder Naturjoghurt (eventuell auch einfach nur mit einem kleinen Klistier tief einspritzen) verschaffen Linderung, ebenso wie eine *Scheidenspülung* mit einer Mischung aus 2 EL frischem Zitronensaft und 100 ml abgekochtem, lauwarmem Wasser oder *Milchsäurezäpfchen*.

MENSTRUATIONSBESCHWERDEN Zu früh, zu oft, zu heftig, zu wenig, schmerzhaft, mit oder ohne prämenstruellem Syndrom (PMS) – die Liste ließe sich noch beliebig lang erweitern. Allen Beschwerden gemeinsam ist, dass sie jeden Monat aufs Neue auftreten und irgendwann einfach nur noch lästig sind.

Wenn nicht handfeste physische Gründe vorliegen (zum Beispiel Endometriose, Verwachsungen, Myome, Zysten – medizinisch bitte untersuchen lassen!) können nachstehende Tipps Ihre Beschwerden lindern.

Versuchen Sie es bei Schmerzen zunächst mit *Wärmen* des Bauches mit einer Wärmflasche, einem warmen Dinkel- oder Heublumensäckchen, warmen Leinsamenbrei-Umschlägen oder einer Massage mit warmem Nachtkerzenöl. *Trinken* Sie gerne Milch, greifen Sie zu Mistel-Honigmilch. Auch 10 Tr. Nelkenöl in 1 EL warmem Wasser gelöst oder Menstruationstee (bereits 2 Tage vor der erwarteten Periode morgens und abends je 1 Becher warm trinken), wirken den Beschwerden entgegen.

Essen Sie zusätzlich kurz vor der Regel besonders viele *magnesiumhaltige Lebensmittel* wie Nüsse, Weizenkeime, Hülsenfrüchte und Vollkornreis, zudem öfters frische Petersilie, Majoran und Oregano, Selleriesuppe oder ein feines Kräutersüppchen.

Nehmen Sie zur *Entspannung*, am besten in Kombination mit einem *Aromateelicht* (je 4 Tr. Thymian, Orange und 2 Tr. Sandelholz, Anleitung zur Herstellung einer Kerze Seite 17), ein *Vollbad* mit 4 Tütchen Backpulver und 1 Tasse Meersalz und/oder einigen Tropfen Rosenöl.

Kennen Sie Diptam?

Diptam, auch Aschwurz oder Brennender Busch genannt, wirkt harntreibend, hilft bei Ausfluss und Regelbeschwerden (PMS). In der traditionellen chinesischen Medizin wird es als „Bai Xian Pi" eingesetzt. Von Diptam werden vor allem die Wurzeln und die Blätter verwendet. Die Pflanze steht seit 1936 unter Naturschutz, das Sammeln von Pflanzenteilen in der freien Natur ist also nicht erlaubt, aber über die Apotheke werden Sie fündig.

Milchsäurezäpfchen

2 TL Kamillenöl
10 g Glycerin
20 g Kakaobutter
4 Tr. Milchsäure

- Butter schmelzen
- Zutaten dazu mischen
- in Zäpfchenformer abfüllen
- fest werden lassen

Mistel-Honigmilch

2 EL getrocknetes Mistelkraut
150 ml Milch
1 TL Honig

- Mistelkraut mit der Milch übergießen
- 5 Stunden stehen lassen
- dann aufkochen
- durchsieben
- mit dem Honig süßen
- heiß trinken

Menstruationstee 1

5 Nelken
je 1 TL Frauenmantelblätter, Schafgarbe, Gänsefingerkraut, Majoran, Mönchspfeffer, Calendula

- Pflanzenteile gut mörsern und mit kochendem Wasser übergießen
- 20 Minuten ziehen lassen
- abseihen
- eventuell mit Honig süßen

Menstruationstee 2

je 1 TL Johanniskraut, Diptamwurzel, Melisse, Brennnessel, Kamillenblüten, Schneeball, Trauben-Silberkerze

- wie Menstruationstee 1 zubereiten.

Vitamin-E-Süppchen

1 Sellerieknolle
1 EL gehackte Zwiebel
2 Pfefferschoten
1 EL Weizenkeimöl
Salz und Pfeffer
geröstete Pinienkerne
Schmand

- Sellerie schälen, grob würfeln
- Pfefferschote waschen, Kerne entfernen, fein schneiden
- Gemüse mit den Zwiebeln in Öl andünsten
- 1 l Wasser dazugeben und weich kochen, dann pürieren (eventuell noch Wasser angießen)
- mit Salz und Pfeffer abschmecken
- pro Portion einen Klacks Schmand dazugeben und mit einigen Pinienkernen bestreuen

Feines Kräuter-Süppchen

je 2 Zweige Thymian und Rosmarin
je 10 Zweige Gänsefingerkraut, Petersilie, Spitzwegerich
1 Zweig Liebstöckel
½ Zitrone in Stücken
je 1 EL Butter und Schmand
je 100 g Möhren, Sellerie, Kartoffeln
Salz, Pfeffer, Zucker

- Gemüse waschen, etwas zerkleinern, mit Wasser bedecken, 1 TL Salz dazugeben
- ca. 25 Minuten kochen, dann Wasser abgießen
- Kräuter, Zitrone und 1 TL Zucker in 1 l Wasser zum kochen bringen
- 15 Minuten simmern lassen, dann Kräuter und Zitrone herausfischen
- Gemüse ins Kräuterwasser geben, pürieren
- Butter und Schmand unterrühren
- mit Salz und Pfeffer abschmecken

Mein Tipp:
Für einen Entschlackungstag können Sie auch einfach ohne Pürieren gekochten Reis oder Spargelabschnitte ins Kräuterwasser geben und wer lieber Nudeln mag, nimmt gekochte Suppennudeln!

Trauben-Silberkerze
Auch Frauenwurzel, Blauer Hahnenfuß, Cimicifuga oder Black Cohosh („die Frauen behütet“) genannt. Die Wurzel wirkt bei Regelunregelmäßigkeiten, Östrogenmangel sowie Wechseljahresbeschwerden wie Schwitzen und Hitzewallungen. Zudem hat die Trauben-Silberkerze eine stimulierende Wirkung auf die Gebärmutter und wird zur Geburtseinleitung eingesetzt. Auch bei Haarausfall kann sie helfen.

Speziell bei zu *starker Blutung* helfen:
- Brennnesselsaft 1 TL stdl.
- Safran-, Hirtentäschel- oder Zaubernusstee 2- bis 3-mal täglich 1 Tasse
- Johanniskraut-Honigsirup dreimal täglich 1 EL

Speziell bei zu *schwacher Blutung* helfen:
- Thujaölkompressen
- Petersilienwurzeltee 2- bis 3-mal täglich 1 Tasse
- Sellerie-Möhren-Pastinakensüppchen (jeweils zu gleichen Teilen, mit Wasser gut bedecken, weich kochen und anschließend pürieren, mit Salz und Pfeffer anschmecken)
- Zuckerrübensirup dreimal täglich 1 EL
- Tee aus Weinraute und Haselwurz

WECHSELJAHRSBESCHWERDEN Keine will sie, fast jede kriegt sie. Die Rede ist von so unangenehmen Erscheinungen wie Hitzewallungen, Gewichtszunahme, Herzrasen oder Stimmungsschwankungen, die bei Frauen etwa ab dem 40. Lebensjahr gehäuft auftreten und allmählich die Menopause ankündigen. Sie können diese Wechselzeit verfluchen, darin und damit in Frust und Leid versinken, oder aber die Zeit aktiv anpacken und für neue Ziele nutzen.
Versuchen Sie, die Herausforderung der neuen Zeit anzunehmen. Nicht umsonst nennt man die Zeit „Wechseljahre". *Tun*

ZUCKERRÜBENSIRUP

1 Zuckerrübe
Saft einer Zitrone
1 TL Honig

- Rübe schälen, in 4–6 Teile schneiden
- mit Wasser bedeckt zum Kochen bringen, bis die Rübenstücke butterweich sind
- Rübenstücke herausnehmen
- Wasser bei geringer Hitze einkochen, bis es zu Sirup geworden ist

Holunderblüten helfen bei Wechseljahrsbeschwerden.

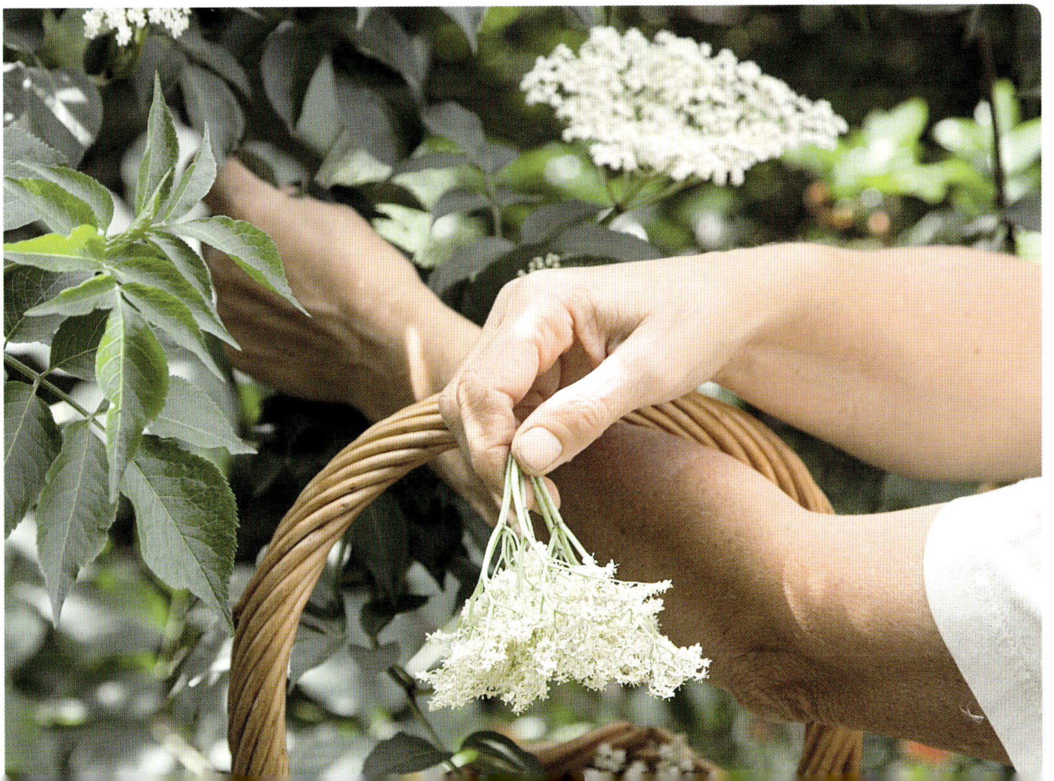

Sie sich dabei selbst möglichst viel Gutes! Treiben Sie regelmäßig Sport, meiden Sie Alkohol und Nikotin, geben Sie zu Ihrem Badewasser stets einige Tropfen Johanniskrautöl und trinken Sie regelmäßig ein Tässchen Wechseljahre-Tee.
Auch morgens 1 Glas *Sojamilch* hilft gegen Hitze, ebenso wie *Herzgespanntee*.
Berücksichtigen Sie bei der Wahl der *Speisenzusammensetzung* viel und häufig Leinsamen, Lakritze, Rhabarber, Grapefruitkerne, Linsen, Haferflocken, Brokkoli, Fisch, Leber, Eier, Pilze und Distelöl. Hin und wieder tut auch ein (alkoholfreies) Bier gut, bei starken Wallungen und/oder heftigen Schwitzattacken helfen Leinsamenwasser (2 EL Leinsamen über Nacht in ¼ l Wasser einweichen, morgens 2 l Wasser dazugießen, über den Tag verteilt trinken), *Abreibungen* mit Salbeiabsud oder *Yamswurzelgel*.

Wechseljahre-Tee 1

1 EL Mönchspfeffer
1 TL grüner Hafer
1 TL Johanniskraut
1 TL Cystuskraut
1 TL Holunderblüten
1 TL Weinraute

- alle Zutaten in eine Schüssel geben und gut mörsern
- mit 1 l kochendem Wasser übergießen
- 20–30 Minuten ziehen lassen
- abgießen
- eventuell mit 2 TL Honig süßen, 1- bis 2-mal täglich heiß trinken

Wechseljahre-Tee 2

1 EL Rotklee
1 TL Steinklee
1 TL Rosmarin
1 TL Silberkerze
1 EL Königskerze
1 EL Erdbeerblätter

- wie Wechseljahre-Tee 1 zubereiten

Yamswurzelgel

Fettphase entfällt

Wasserphase
100 g destilliertes Wasser
½ TL Gelbildner

Wirkstoffphase
1 ML Yamswurzelextrakt
1 ML Aloe-Vera-Gel
je 2 ML Hagebuttenkern- und Weizenkeimöl
10 g kosmetisches Basiswasser
je 5 Tr. Duft Himbeere, Kokos und Limette (oder nach eigenen Wünschen)

- Wasser und Gelbinder mit einem kleinen Schneebesen zu einer glatten Masse rühren
- Basiswasser dazugeben und unterrühren
- Wirkstoffphase einrühren
- alles in eine Flasche mit Sprühdeckel geben
- morgens und abends auf die Oberarme sprühen und einmassieren

Simple Socken-Kur
Feucht-kalte Socken sind ebenfalls ein altbewährtes Hausmittel bei Hitzewallungen: Einfach Socken mit kaltem Wasser nässen, anziehen und dicke, trockene Socken überziehen. Nur bei warmen Füßen anwenden! Manche schwören drauf: 5 Wochen konsequent abends anwenden und die Wallungen verschwinden.

Werdende und frisch gebackene Mamas

Die Schwangerschaft und die erste Zeit nach der Geburt möchten viele Mütter ganz bewusst genießen. Doch nicht immer ist es einfach, diese Monate unbeschwert zu erleben. Lesen Sie hier, wie Sie sich behelfen können.

Es hat noch nicht geklappt? Sorgen sie für ausreichend Ruhe und Entspannung! Dazu können *Moorbäder* helfen, aber auch ein *Tee* aus Rotklee, Brennnessel und Himbeerblättern (je zu gleichen Teilen gemischt, 1–2 TL auf ½ l Wasser) kann der Fruchtbarkeit auf die Sprünge helfen: dreimal täglich während der ersten Zyklushälfte trinken, die zweite aussetzen, eventuell mehrmals zu Zyklusbeginn wieder neu damit anfangen). Und dann ist es irgendwann hoffentlich soweit!
Und schon kommen nach der ersten Euphorie neue Erfahrungen auf Sie zu und leider nicht nur angenehme. Bevor das Baby überhaupt da ist, kann man schon mal an dem einen oder anderen Zipperlein leiden. Da wären zum Beispiel Übelkeit, Sodbrennen oder Wadenkrämpfe.
Um sich und das Ungeborene zu schonen, hilft es meistens schon, auf möglichst natürliche Heilmittel zurückzugreifen.

Übelkeit, Unwohlsein und Erbrechen Die Ursache für Übelkeit während der Schwangerschaft (wenn Sie sich nicht gerade einen fiesen Magendarmkeim eingefangen haben) sind meist Hormonschwankungen, ein zu niedriger Blutdruck oder auch ein niedriger Blutzuckerspiegel.
Dagegen hilft in der Regel schon ein *Tee* aus Goldmelisse oder Minze (*Achtung:* nicht mehr als 1 Tasse pro Tag), Steinsamen oder Hopfenblüten (langsam und am besten noch vor dem Aufstehen in kleinen Schlucken trinken). *Andere Getränke helfen auch*: Trinken Sie – am besten noch im Bett – schluckweise und sehr langsam ein großes Glas heißes Wasser oder süßen Saft (zum Beispiel etwas Orangen-, noch besser Zitronensaft) mit Eiswürfeln, 1 Glas Malzbier oder 1 Becher heiße Brühe. Auch

Vorsicht mit Pflanzen in der Schwangerschaft
Manche Pflanzen können in größeren Mengen – sowohl innerlich wie äußerlich – Wehen oder Blutungen auslösen. Vor der 36. Woche ist Vorsicht geboten bei:
Aloe Vera, Angelikawurzel, Basilikum, Beifuß, Berberitze, Blutwurz, Bockshornkleesamen, Calendula, Fenchel, Eisenkraut, Frauenmantel, Herzgespann, Himbeerblätter, Hirtentäschel, Ingwer, Kampfer, Kardamom, Lavendel, Minze, Mistel, Nelke, Oregano, Rosmarin, Salbei, Teufelskralle, Thuja, Thymian, Wachholderbeere, Yamswurzel, Zimt.
Kleine Mengen wie zum Beispiel als Gewürz sind aber unbedenklich.

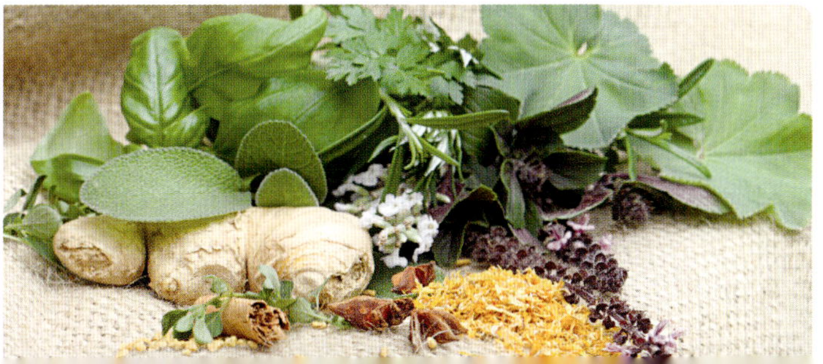

Achtung Schwangere, Pflanzen und Gewürze wie Basilikum, Frauenmantel, Calendula, Salbei oder Zimt bitte meiden!

Minzbonbons

150 g Traubenzucker
100 g Kandis
20 g Minzabsud
2 EL Honig
4 g Wein- oder Zitronensäure

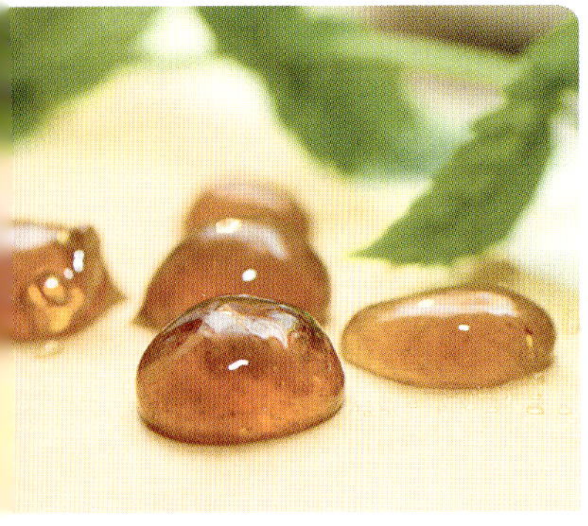

Riechfläschchen

je 1 Tr. ätherisches oder parfümiertes Öl von Anis, Zitrus, Melisse, Sandelholz, Zitrone, Grapefruit, Bergamotte, Orangeblüten, Minze, Sandelholz

- alles mischen
- in ein kleines Fläschchen abfüllen
- stets griffbereit in der Nähe haben

Mein Tipp:
Die gleiche Mischung können Sie in eine Kerze einarbeiten. Der Duft, der sich nach kurzer Zeit nach dem Anzünden im Raum verströmt, hilft ebenfalls gegen Übelkeit!

ein Trunk aus 5 EL Traubenzucker, 1 TL Salz und 1 Glas Orangensaft in 1 l Wasser gelöst über den Tag verteilt getrunken, hilft gegen Übelkeit.
Auch *Lutschen* beruhigt. Probieren Sie es mit 1 TL Kandis oder Minzbonbons (Schritt-für Schritt-Anleitung Seite 13). Aber *Achtung*, für Schwangere gilt: nicht mehr als 1–2 Minzbonbons pro Tag! Wenn Sie absolut auf Nummer sicher gehen wollen, ersetzen Sie den Minzabsud durch Melissentee.
Gönnen Sie sich für Übelkeitsattacken ein *Riechfläschchen*! *Früher halfen sich die Frauen*, indem sie Ingweröl auf ein Taschentuch träufelten und es sich vor die Nase hielten. Sie schnupperten auch an einem Petersiliensträußchen oder an einer aufgeschnittenen, frischen Zitrone (zum Beispiel auf Reisen gut) oder machten sich Kamillenteeeinläufe (Vorsicht bei Neigung zu Frühgeburtlichkeit) gegen Unwohlsein.
Wenn *Übelkeit und Hunger gleichzeitig* auftreten, knabbern Sie etwas Trockenes. Dazu bieten sich Butterkekse, Zwieback, Knäckebrot, Reiswaffeln, Toast oder Salzstangen an.
Bei länger anhaltenden und womöglich auch nächtlichen Brechanfällen (kaum stillbaren Erbrechen, mehr als fünfmal am Tag) müssen die Beschwerden unbedingt von ärztlicher Seite abgeklärt werden.

Sodbrennen Lesen Sie dazu auf Seite 70.

Hämorrhoiden Tipps einer erfahrenen *Hebamme* bei Hömorrhoiden:
- Kondom mit Wasser füllen, einfrieren, dann damit die Stellen kühlen!
- Die ersten Tage nach der Geburt (und nur in der Zeit) hilft auch abschwellendes Nasenspray auf den After aufsprühen.
- Blutegel ansetzen (da sollte Ihnen aber jemand dabei helfen, am besten eine Hebamme).

Tipp aus der *Volksmedizin*:
- Regelmäßiges Holzsägen soll ebenfalls wirken – vielleicht damit besser aber bis nach der Schwangerschaft warten!

Lesen Sie mehr dazu auf Seite 75.

Verstopfung Lesen Sie dazu auf Seite 74.

Rückenschmerzen Der Rücken trägt große Last – vor allem in einer Schwangerschaft. Um den unangenehmen Schmerz zu bekämpfen, können Sie den Besuch einer Rückenschule erwägen.
Zu Hause können Sie sich mit *Einreibungen* mit Apfelessig (Geruch verfliegt rasch) behelfen oder auch mit warmen *Bädern* mit Melissenöl oder Heublumen, warmen *Fußbädern* oder *Auf-*

lagen mit Bockshornkleesamenbrei (100 g Samen mit 100 ml Wasser weich kochen) zweimal täglich 20 Minuten. *Auch das kann helfen*: flach auf den Boden legen, Beine auf einem Stuhl ablegen und 10 Minuten so liegen bleiben, eine Wärmeöl-Massage (40 g Jojobaöl, 3 g Cayennepfeffer), ein Kartoffelwickel oder eine Ingwerpackung.

SCHLAFSTÖRUNGEN Lesen Sie dazu auf Seite 86.

WADENKRÄMPFE Lesen Sie dazu auf Seite 80.

ÖDEME Das sind Wassereinlagerungen im Körper, besonders an den Füßen und Händen. Meistens sind sie harmlos, selten können sie auch die Nebenerscheinung einer Stoffwechselstörung in der Schwangerschaft, auch Gestose genannt, sein. In dem Fall wird Ihr Arzt feststellen, dass Sie zusätzlich zu den Ödemen auch einen erhöhten Blutdruck und Eiweißausscheidung im Urin haben. Dann müssen Sie engmaschig ärztlich überwacht werden, bei einfachen Ödemen hingegen können Sie selbst versuchen, etwas dagegen zu unternehmen.
Von innen hilft viel trinken (klingt paradox, hilft aber) wie zum Beispiel nierenstärkende Tees (Seite 79), täglich 1 l Salzwasser (1 TL Salz auf 1 l Wasser) trinken – aber nicht bei bestehendem Bluthochdruck! Auch viel tierisches Eiweiß zu sich nehmen, einen Tag lang nur Kartoffeln oder Zwiebelmus (5 gekochte Zwiebeln, 2 EL Honig und ¼ l trockenen Weißwein, 1 Tag durchziehen lassen) essen, täglich Birkenblätter-, Johannisbeerblätter- bzw. Wachholderbeerentee oder Gerstenwasser (50–70 g Gerste auf 1 l kochendes Wasser, 30 Minuten ziehen lassen) trinken schwemmt das eingelagerte Wasser wieder aus. Ein *Salzbad* (1 EL Salz auf ein warmes Fuß- oder Vollbad) zeigt Wirkung, ebenso *Ölmassagen* (100 ml Basisöl wie zum Beispiel Mandel- oder Jojobaöl mit je 1–2 Tr. ätherischen Ölen von Zaubernuss, Zitrus, Zypresse, Wachholder, Rosmarin und Rosskastanie mischen).

SCHWANGERSCHAFTSSTREIFEN Ob Sie Streifen bekommen oder nicht, hängt vor allem vor der Beschaffenheit Ihres Bindegewebes ab. Dennoch können Sie Ihre Haut während der Zeit der Schwangerschaft begleiten und verwöhnen und mit Massage auf die Dehnung vorbereiten.
Dazu reiben Sie möglichst zweimal täglich Bauch und Oberschenkel mit *Anti-Streifen-Öl* (Seite 124) ein.
Auch *Salzbäder* (1 EL Salz, am besten Totes-Meer-Salz, auf ein wirklich nur lauwarmes Vollbad), Eiweiß- und Vitamin-C-reiche *Ernährung* und regelmäßig Pellkartoffeln mit Schale essen beugen vor.

KARTOFFELWICKEL

etwa 4 Kartoffeln, je nach Größe
1 sauberes Küchenleinen
1 Badetuch

- Kartoffeln in der Schale weich kochen
- auf dem Küchenleinen zerquetschen und auf dem mittleren Drittel verteilen
- Küchenleinen zuklappen, damit nichts verloren geht
- Leinen auf betroffenen Stelle auflegen und mit dem Badetuch gut zudecken

Achtung: Der Kartoffelwickel darf nicht zu heiß sein, sonst besteht Verbrennungsgefahr! Bei der Betroffenen bleiben und erst mal abwarten, ob die Temperatur angenehm ist.

INGWERPACKUNG

2 EL Ingwerwurzel geraspelt

- mit kochendem Wasser übergießen
- 40 Minuten ziehen lassen
- Tuch in dem Sud tränken und auswringen
- Tuch auf den Nacken legen, mit Handtuch umwickeln
- 30 Minuten lang einwirken lassen

Anti-Streifen-Öl

je 50 g Oliven-, Traubenkern- und Sesam- oder Weizenkeimöl
je 3 Tr. ätherisches Öl von Orange, Rose, Lavendel, Veilchen, Flieder, Wachholder und Rosmarin

- Öle untermischen
- in ein Fläschchen abfüllen, beschriften

Damm-Massageöl

30 g Johanniskrautöl
10 g Weizenkeimöl
je 5 Tr. Rosen- und Geranienöl

- Öle mischen
- in einer verschließbaren Flasche einige Monate haltbar

Falsche Lage des Kindes Bald ist es soweit, und das Baby hat noch nicht die optimale Geburtslage? Versuchen Sie es damit, bis sich das Kind gedreht hat:

- mit einem Glöckchen immer wieder am Unterbauch in Höhe des Schambeins klingeln oder in einer tief sitzenden Hosen- oder Rocktasche stets bei sich tragen
- Spieluhr auf das Schambein legen und immer wieder abspielen
- mit einem hellen Taschenlampenschein immer wieder vom Nabel abwärts leuchten
- Liebeskugeln tragen
- Schwimmen gehen und dabei mehrere Purzelbäume im Wasser machen
- lauthals singen
- Indische Brücke: auf den Rücken legen, die Waden möglichst etwa 40 cm höher lagern, das Becken mit einem Kissen hoch lagern – 1- bis 2-mal täglich ca. 10–15 Minuten bis sich das Kind gedreht hat
- Vierfüßlerstand (Becken muss dabei höher stehen als die Schultern)
- sanfte Fußmassage bei der werdenden Mutter
- Moxen (Beifußkrautzigarre an Akupunkturpunkt am kleinen Zeh halten – nur durch die Hebamme ausführen lassen!)

Dammvorbereitung Um Dammschnitte oder -risse zu vermeiden (was leider trotzdem nicht immer möglich ist), ist es etwa ab der 34. Woche sinnvoll, den Damm regelmäßig zu massieren. Dafür genügen täglich nur fünf Minuten mit einem guten angewärmten *Damm-Massageöl*. Für die Massage suchen Sie sich ein warmes und ruhiges Örtchen, damit Sie ungestört sind. Dort stellen Sie ein Bein hoch, zum Beispiel auf den Badewannenrand, einen Hocker oder Stuhl. Massieren Sie erst von außen den Damm mit leichten, kreisenden Bewegungen. Besonders alte, vernarbte Risse oder Schnitte vertragen diese Massage sehr gut. Dann führen Sie den Daumen in die Scheide ein, massieren mit stärker werdendem Drücken und Dehnen u-förmig (wie auf einer Uhr die Zeit von 3–9 Uhr) zum After hin. *Mein Tipp:* Ab der 38. Woche können Sie zur Geburtsvorbereitung dem Damm-Massageöl noch zusätzlich 5 Tr. Muskatellersalbeiöl untermischen. Auch täglich 2–3 Tassen *Himbeerblättertee* sind jetzt hilfreich und zusätzlich 1 EL *Leinsamen* täglich lassen das Baby später besser herausgleiten. Gönnen Sie sich ab dem Zeitpunkt ruhig auch mal öfters *Heublumensitzbad* (2 EL auf 1 l kochendes Wasser, auf angenehme Temperatur abkühlen lassen, 15 Minuten reinsetzen).

Wehen Treten bei Ihnen vor der abgeschlossenen 37. Schwangerschaftswoche die recht spürbaren *vorzeitigen Wehen*

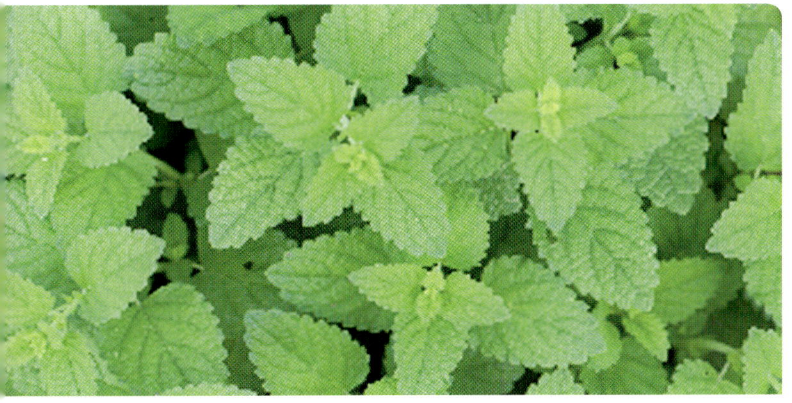

Melisse wirkt entspannend.

DIE MELISSE
„Die Melisse ist warm und ein Mensch der sie isst, lacht gern, weil ihre Wärme die Milz berührt und daher das Herz erfreut wird.“ So sagt es Hildegard von Bingen. Tatsächlich zählt Melisse, auch Zitronenmelisse genannt, zu den ältesten Heilpflanzen überhaupt und wirkt krampflösend, entspannend und beruhigend.

(im Gegensatz zu Übungswehen) auf, müssen Sie bitte sofort den Arzt anrufen oder sich in einer Notfallambulanz vorstellen. Sie können eine Frühgeburt auslösen.
Dennoch ist es nicht von Schaden, für die Zeit der Schwangerschaft etwas Keimzumpe, auch *Brutblatt* oder Brophyllum genannt, im Haus zu haben. Dieses Mittel wird in der natürlichen Medizin auch in Kliniken bei einer zu früh einsetzenden Wehentätigkeit verordnet, da es diese hemmt. Gegen Schlafstörungen in der Schwangerschaft ist es ebenfalls ein gutes Mittel und wirkt gleichzeitig antibakteriell, und damit wiederum einer Fehlgeburt entgegenwirkend. Auch *Lavendelölumschläge* und *Baldrianwurzeltee* helfen bei vorzeitigen Wehen.
Wehen werden von jeder Frau anders wahrgenommen, aber allen gemeinsam ist die Tatsache, das sie als schmerzhaft empfunden werden – mal mehr, mal weniger. Das *Wehenbad* kann die Schmerzen zwar nicht nehmen, aber es hilft zu entspannen, den Kreislauf zu stabilisieren und den Schmerz einzudämmen. Um *überfällige Wehen einzuleiten*, gönnen Sie sich Himbeerblätter-, Hanf-, oder Trauben-Silberkerzentee, mehrere Tassen über den Tag verteilt. Auch 1–3 Gläser Bitter Lemon, ein frischer Leinsamentrank (2–3 EL Leinsamen in reichlich Wasser über Nacht einweichen, abgießen, nur das Wasser davon

ÜBUNG ODER SCHON DER ERNSTFALL?
Wie Sie merken, ob es schon soweit ist: Nehmen Sie ein warmes Bad. Sind es noch „Übungswehen“, verschwinden diese wieder. Richtige Geburtswehen hingegen verstärken sich.

WEHENBAD
Für ein Vollbad nehmen Sie

1 kg Meersalz
je 1 Handvoll Orangen- und Kamillenblüten
5 Tr. Lavendelöl
3 Tr. Rosmarinöl
200 g Schlagsahne
2 EL Honig

WELCOME-BABY-TEE

je 1 TL Yamswurzel, Johanniskraut, Eisenkraut und Himbeerblätter
5 Nelken
1 EL geraspelte Ingwerwurzel
½ Stange Zimt

- Pflanzen gut mörsern
- alles zusammen mit ½ l kochendem Wasser übergießen
- 15 Minuten ziehen lassen
- abseihen, eventuell mit Honig süßen

Ingwerkekse
(ergibt ca. 50 Stück)

100 g Mehl
70 g Butter
40 g brauner Zucker
1 EL Limettensaft
1 EL frisch geriebene Ingwerwurzel
½ TL Backpulver
1 winzige Prise Salz
35 g kandierter Ingwer, klitzeklein gewürfelt
1 TL Zitronenschale

- aus allen Zutaten einen Mürbeteig kneten
- Teig zu einer Rolle (Durchmesser ca. 3 cm) formen
- in Frischhaltefolie einschlagen, ca. 30 Minuten kühl stellen
- Teigrolle in ca. ½ cm breite Scheibchen schneiden
- Kekse auf ein mit Backpapier ausgelegtes Backblech legen
- im vorgeheizten Backofen, 175 °C Umluft, 12–15 Minuten backen

Mein Tipp:
Ist gerade Weihnachtszeit (kaufmännisch betrachtet ab etwa Ende August)? Dann besorgen Sie sich einfach Kekse, die viele der typischen Gewürze wie Zimt, Nelken, Kardamom und Ähnliches enthalten.

Wehen-Cocktail

ca. 400 g Aprikosensaft
2 EL Rizinusöl
200 g Mineralwasser
2 Tr. Eisenkrauttinktur
eventuell ein Schuss Sekt dazu

trinken), 1 Ananas, Ingwerkekse oder eine *Welcome-Baby-Tee* (mehrmals über den Tag verteilt 1 Becher) bringen die Wehentätigkeit in Gang.
Auch ein *Einlauf* mit warmen Kamillentee (Hebamme machen lassen), eine *Brustwarzenstimulation* und *Sex* (das im Samen des Mannes enthaltene Hormon Prostaglandin fördert zur rechten Zeit die Wehentätigkeit) helfen Ihnen eventuell weiter, ebenso ein *Aromateelicht* mit je 4 Tr. Lavendel-, Zimt- und Melissenöl.
Darauf schwören erfahrene Hebammen: Wehen-Cocktail (können Sie sich selbst anrühren – aber bitte nicht ohne Absprache mit der Hebamme trinken).

Starke Nachwehen Je mehr Kinder man geboren hat, desto stärker sind in der Regel die Nachwehen.
Das hilft gegen den Schmerz: *Tee* aus Schneeballrinde und krampflösende Tees (zum Beispiel aus Rosmarin, Quendel und Melisse), ein warmer *Einlauf* (bitte die Hebamme machen lassen), ein warmes *Vollbad*, *häufig Urin lassen* sowie *Wickel* oder *Ölmassagen* mit Kamille- oder Gänsefingerkraut.

Milchbildung Egal, für welche Dauer und Intensität (voll stillen, später vielleicht nur noch abends) Sie sich entscheiden: Geben Sie sich, gerade am Anfang, immer wieder eine neue Chance – auch wenn es nicht so recht klappen mag! Fragen Sie eine erfahrene Hebamme, was Sie alles tun können, sie wird Ihnen gerne mit Rat und Tat zur Seite stehen.
Nichts ist für eine junge Mutter intimer und inniger als das Baby zu stillen. Damit die Milch gut in Fluss kommt empfiehlt es sich, besonders davon *viel zu trinken*:
- Fenchel-, Bergenie- oder Dillblättertee
- Milchbildungstee
- Möhrensaft
- Hühnersuppe
- Holunderblütensirup
- alkoholfreies Bier
- Kinderkaffee
- Kokosschalen-, Kümmel- oder Bockshornkleesamentee
- Malzbier
- Bananen-Shake
- Gerstensaft (10 g Gerste auf 400 ml Wasser 1 Stunde kochen lassen, mit 1 TL Honig, 150 ml Apfel- und 50 ml Zitronensaft mischen)
  Achtung: Zitrushaltiges kann bei Babys für einen wunden Po verantwortlich sein! Falls Baby reagiert, sofort absetzen und Säfte durch Tee oder Ähnliches ersetzen!

Das fördert die Milchproduktion *zusätzlich*: vor dem Stillen warme *Brustumschläge*, danach kühle Umschläge auflegen,

Bananen-Shake

1 Banane
100 g Kokosmilch
1 EL gemahlene Nüsse
1 EL Sesam
1 EL Weizenkeimöl
1 TL Hefeflocken
1 TL Honig

- Banane pürieren
- alles mischen

Milchbildungstee 1

je 1 EL Hopfen, Melisse, Bockhornkleesamen, Bergenie, Holunderblüten, Fenchelsamen, Anis und Kümmel

- alles mit 2 l kochendem Wasser übergießen
- 10 Minuten ziehen lassen
- abseihen

Milchbildungstee 2

2 EL Bockshornkleesamen, Geißraute, Brennnesselblätter, je 1 EL Kümmel, Anis, Eisenkraut und Fenchel

- wie Milchbildungstee 1 zubereiten

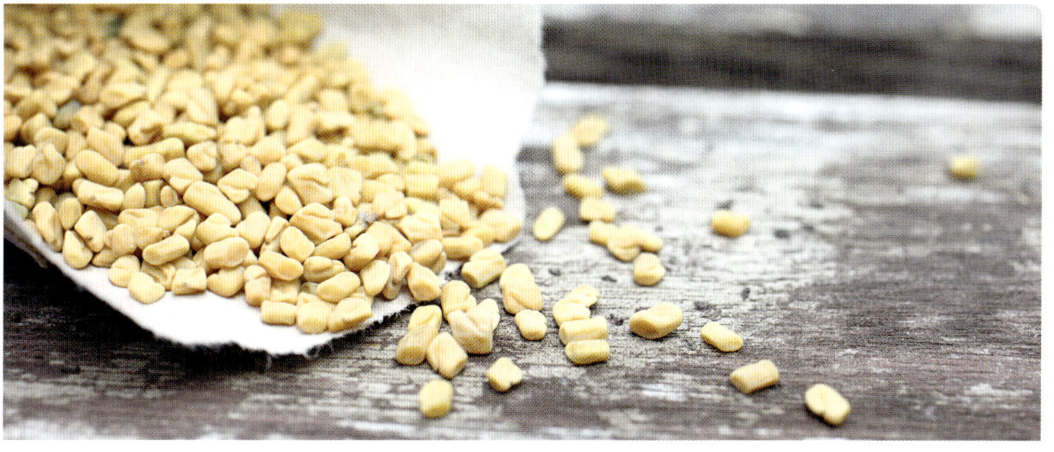

Bockhornkleesamen sind gut für die Milchbildung, helfen bei Haarausfall und vielem mehr.

immer wieder *verschiedene Stillpositionen* einnehmen, mindestens 1 *Kopfsalat* täglich gedünstet essen oder die Brüste mit *Basilikumöl* massieren.

Rückbildung und Wochenflussstau Besonders Frauen, die per Kaiserschnitt entbunden haben, neigen zu schwächerem Wochenfluss.
Auch frisch gebackenen Müttern, die keinerlei Probleme haben, schadet eine leichte Unterstützung nicht, um die Rückbildung und den Wochenfluss in Gang zu halten oder wieder anzuschubsen. Manchen hilft es, wenn sie sich einen *Sandsack* mit 2 kg Gewicht (zum Beispiel Vogelsand) auf den Bauch zu legen und zwar oberhalb der Gebärmutter (in der 4. Woche nach der Geburt ist diese etwa auf Bauchnabelhöhe).
Auch *Senfmehlfußbäder* und *Rückbildungstee* (vorbeugend oder bis alles gut im Fluss ist täglich 1–2 Tassen) sollten Sie sich täglich genehmigen.

Rückbildungstee 1

3–4 EL Teemischung aus Melisse, Frauenmantel, Hirtentäschel, Eibischrinde
¼ Stange Zimt

- alles mit 1 l kochendem Wasser übergießen
- 10 Minuten ziehen lassen
- abseihen
- eventuell mit Honig oder Kandis süßen

Rückbildungstee 2

3–4 EL Teemischung aus Arnika, Kamille, Damianakraut, Frauenmantel, Melisse
1 TL Senfkörner

- Tee wie Rückbildungstee 1 zubereiten

Verdauungstrunk

100 ml warmes Wasser
1 EL Apfelessig
1 TL Honig

- alles mischen und langsam trinken

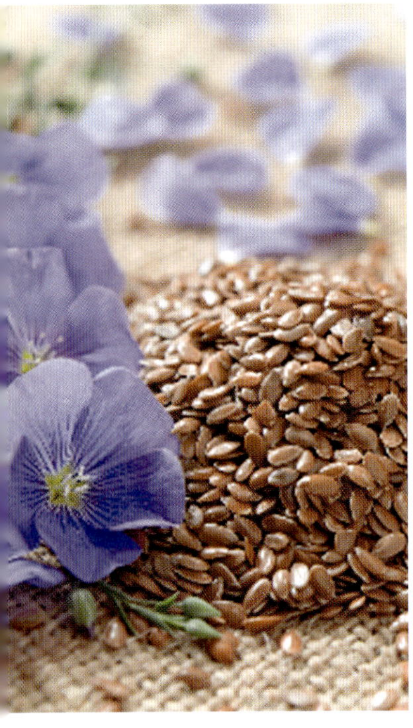

Leinsamen bringen die Verdauung auf Trab!

Dammsalbe mit Lebertran und Calendula

Fettphase
je 1 EL Mandel-, Nachtkerzen- und Jojobaöl
5 g Sheabutter
2 EL Bienenwachs
4 g Tegomuls

Wasserphase
30 g Calendulablütenwasser

Wirkstoffphase
je 2 Tr. Da Zao, Bisabobol
1 ML Lebertran
1 Msp Zinkoxid
2,5 g kosmetisches Basiswasser

Im Kühlschrank etwa 3 Monate haltbar.

Dammsalbe mit Beinwell und D-Panthenol

Fettphase
40 g Olivenöl
5 g Johanniskrautöl
2 g Sheabutter
3 g Lanolin
2 EL Bienenwachs
1 TL Tegomuls

Wasserphase
50 g Beinwellabsud (oder ersatzweise 50 g abgekochtes Wasser mit 1 Msp. Allantoin)

Wirkstoffphase
5 Tr. Vitamin E
1 g D-Panthenol
5 Tr. Propolis
2 g Kamillentinktur aus kosmetischem Basiswasser
3 g Arnikatinktur aus kosmetischem Basiswasser

Nicht in Metallgefäßen anrühren, da sich das wirksame Allantoin dann zersetzen kann!

Im Kühlschrank etwa 3 Monate haltbar.

Erfahrene Hebammen schwören darauf: Erst 20 Minuten Wärmezufuhr am Bauch (Säckchen, Wickel, Bad), dann 20 Minuten auf den Bauch legen.

DAMMSCHNITT UND -RISS Fall Sie einen Schnitt oder Riss haben, hilft zunächst vor allem *Ruhe* und viel liegen. Am besten ist es, wenn dabei viel *Luft* und eventuell sogar *Rotlicht* an die Wunde kommt. Darüber hinaus können Sie die *Wundheilung selbst aktiv unterstützen*: Sorgen Sie dabei dafür, dass Sie keinen starken Druck auf die Wunde ausüben. Tun Sie etwas für einen weichen Stuhlgang und essen Sie eifrig Birnen und Leinsamen. Morgens auf nüchternen Magen, bringt ein Verdauungstrunk die Sache in Gang.
Ansonsten hilft es, die Wundheilung mit *Kompressen*, *Binden* oder *Vorlagen* zu unterstützen (nach jedem Toilettengang wechseln). Dafür nehmen Sie Traubenzucker, Muttermilch, Naturjoghurt, Olivenöl oder Dammsalbe (rechtzeitig selbst rühren oder in der Apotheke anrühren lassen, Schritt-für Schritt-Anleitung Seite 18).
Auch *warme Spülungen* der Genitale (stets von vorn nach hinten) während des Wasserlassens sind sehr wohltuend, ebenso *Sitzbäder* mit Hundsrose- oder Kamillenabsud, Eichenrinden- oder Calendulatee.

WUNDE BRUSTWARZEN Bevor das Baby geboren ist, können Sie bereits damit beginnen, Ihre Brustwarzen *abzuhärten*, indem sie möglichst oft (sofern es nicht zu unangenehm ist) den BH im Schrank liegen lassen. Die natürliche Reibung der Kleidung härtet etwas ab. Falls Sie partout nicht auf den BH verzichten wollen, suchen Sie sich ein möglichst altes Teil heraus und schnei-

BRUSTWARZENSALBE

FETTPHASE
je 10 g Borretsch- und Johanniskrautöl
je 5 g Calendula- und Avocadoöl, grün
15 g Sheabutter
5 g Bienenwachs
5 g Lanolin

WASSERPHASE
10 g destilliertes Wasser

WIRKSTOFFPHASE
1 Msp. Allantoin
15 Tr. Da Zao
1 g Bisabobol
5 Tr. ACE-Fluid
4 Tr. Paraben K

Im Kühlschrank etwa 3 Monate haltbar.

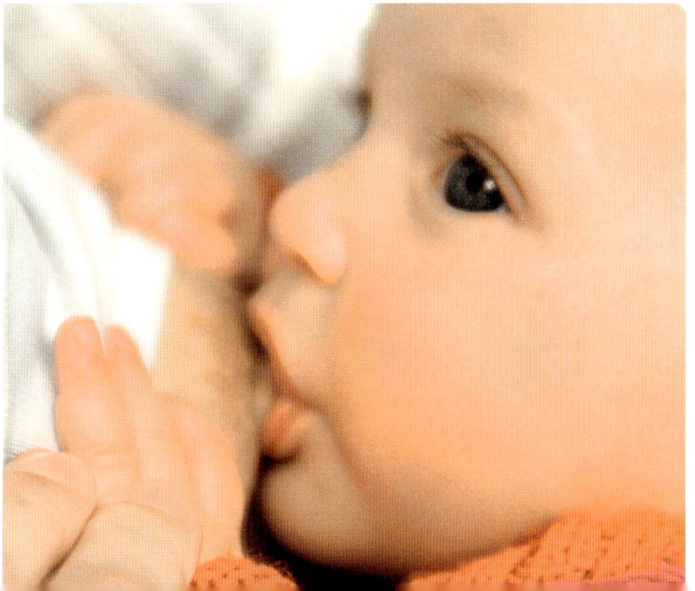

Nichts ist für die ersten Wochen besser als Muttermilch.

WHO-Empfehlung
Die Weltgesundheitsorganisation (WHO) empfiehlt jungen Müttern bereits seit zehn Jahren, ihre Säuglinge mindestens sechs Monate lang voll zu stillen, um Wachstumsprobleme sowie Infektions- und Allergierisiken zu mindern. Falls die Kinder dabei dennoch nicht gut gedeihen oder zu wenig Milch vorhanden ist, kann natürlich früher Beikost zugefüttert werden.

den Sie auf Höhe der Brustwarzen einfach kreisrunde Löcher hinein. Auch sanfte Rubbelmassagen mit einem rauen Handtuch sind eine gute Vorbereitung, genau wie leichte Sonnenbäder. Später, wenn das Baby gestillt ist, stets die Brust an der Luft trocknen lassen, die Milchreste auf der Warze nie abwischen! Falls die Brustwarzen dennoch wund werden, hilft das *Abtupfen* mit Honig oder Traubenzucker. *Umschläge* mit kalten Schwarzteebeuteln oder Heilerde helfen auch. Zusätzlich sollten Sie eine schützende und pflegende *Salbe* (Schritt-für Schritt-Anleitung Seite 18) mit viel Allantoin zur Wundheilung (Seite 129) in der Stillzeit stets zur Hand haben.

Brustentzündung (Mastitis) Etwa am dritten Tag nach der Geburt ist es durchaus normal: Ihre „Milchbar“ fühlt sich heiß und rot an und ist vielleicht sogar geschwollen. Sollte sich das Ganze aber über den dritten Tag hinaus manifestieren (was trotz aller Fürsorge passieren kann), dann scheint eine Brustentzündung im Anmarsch zu sein. Hier sollte vorsichtshalber dann das fachliche Auge einer Hebamme daraufsehen! Aber nicht gleich verzweifeln! Verschaffen Sie sich zunächst Linderung mit *Auflagen* vor dem Stillen warm, danach kühl).
Kalt:
- gekochte Kohlblätter
- Rettichbrei
- Melissentee
- Quark

Warm:
- Leinensäckchen
- Öl
- Melissenabsud
- Brei aus Milch und gekochtem Fenchelmus im Verhältnis 1:1

Mechanische Hilfen sind zusätzlich zarte Massagen mit Johanniskrautöl (nicht gleichzeitig die Brust dann der Sonne aussetzen!), die Stillpositionen häufig wechseln und jede Brust einzeln stets gut ausstreichen.

Abstillmittel Wann auch immer der richtige Zeitpunkt gekommen ist, muss jede Frau für sich selbst entscheiden. Viele Faktoren begünstigen eine schöne Stillzeit, einige verhindern sie, angefangen von Brustentzündungen bis hin zu wieder aufgenommener Arbeit. Ist die Zeit gekommen und Sie möchten abstillen, so unterstützen Sie die Milchreduzierung mit einem engsitzenden, jedoch nicht einschnürenden *BH*, *Kälte* (Wickel, Dusche, Säckchen) und täglich 3–4 Tassen *Tee* aus Keuschlamm, Pfefferminze oder Salbei.

Heilapotheke für Männer

„Gegen die Männer-Krankheit, die Selbstverachtung, hilft es am sichersten, von einem klugen Weibe geliebt zu werden.“ Friedrich Wilhelm Nietzsche
Und bei den anderen Leiden hilft bestimmt eines der Hausmittel.

HAARAUSFALL Ob genetisch, hormonell oder auch mal stressbedingt, keiner will gerne mehr als unbedingt nötig Haare lassen, auch wenn ein Ausfall von 60 davon am Tag durchaus normal sind.
Wenn Sie das Gefühl haben, es wird mehr, kann folgendes helfen: *Massagen* mit einem Brei aus Hirse und Hafer, Bockshornkleesamenbrei oder Eigenurin. Sie können auch regelmäßig ein Tässchen *Tee* aus Trauben-Silberkerzen trinken oder versuchen es mit einem *Anti-Haarausfall-Wasser*.

BLUTIGE RASUR Es kann ganz schnell gehen – vor allem wenn man noch müde ist – schon hat man sich früh morgens bereits die erste Schramme einkassiert, nämlich beim Rasieren. Dagegen hilft, neben einem Guten-Morgen-Kaffee noch im Bett genossen, stets griffbereit im Bad deponiert, ein Alaunstick (Seite 132).

BARTFLECHTE Die Bartflechte ist eine von den Haarbälgen ausgehende, häufig chronische Entzündung im Gesicht, bedingt durch Bakterien oder Pilze. Die Haut ist dabei entzündlich gerötet und zeigt Eiterpusteln und eitrige Krusten auf. Bei Pilzbefall erkennt man eher rundliche, scharf begrenzte und gerötete

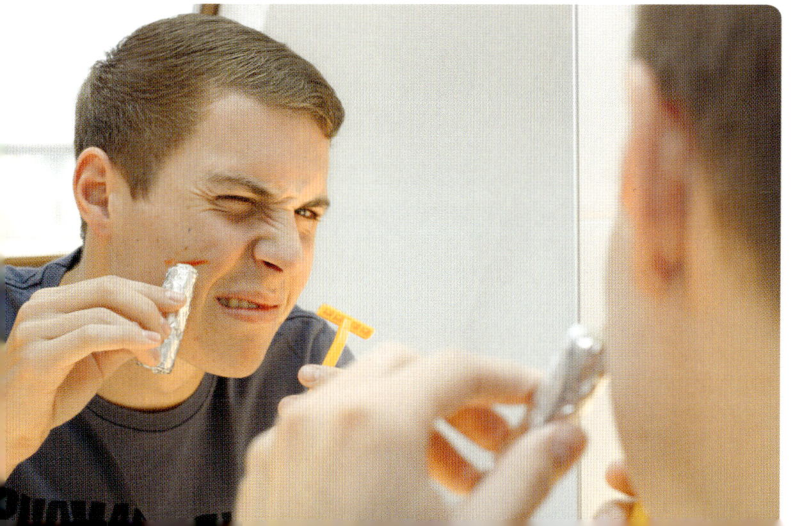

Ein Alaunstick hilft bei kleinen Blutungen.

ANTI-HAARAUSFALL-WASSER

je 20 g Brennnessel- und Birkenblätter
10 g Rosmarin
Inhalt von 2 Trauben-Silberkerzenkapseln (Supermarkt)
350 ml 70 %iger Alkohol

- Kapseln öffnen und Inhalt mit den Pflanzenteilen in eine Schale oder noch besser in ein Schraubdeckelglas geben und mit mindestens 70 %igem Alkohol bedecken
- verschlossen mindestens 14 Tage, besser 4 Wochen, an einem dunklen Ort stehend oder dunkel umwickelt ziehen lassen und dabei täglich schütteln
- Tinktur durch einen Papierkaffeefilter oder Ähnliches gießen (kann einen Tag lang dauern), in eine dunkle Flasche abfüllen, diese beschriften und mit Datum versehen
- nach dem Haarewaschen 1–2 TL gründlich in die Kopfhaut einmassieren

Alaunstick

5 g Alaun
10 g Glycerin
6 Tr. Bisabobol
je 2 Tr. Majoran- und Johannisbeersamenöl

- Alaun in einem feuerfesten Glas komplett schmelzen
- Glycerin untermischen
- etwas abkühlen lassen
- Öle einrühren
- Masse in eine Hülse einfüllen und vollständig erkalten lassen (dauert einige Stunden)

Mein Tipp:
Fettstifthülsen können Sie übers Internet bekommen. Sie können auch eine leere (zum Beispiel von einem gekauften Lippenpflegestift) mit heißem Wasser und etwas 70 %igem Alkohol auswaschen und dafür nutzen. Oder formen Sie sich einfach eine Hülse aus Alufolie.

Heublumen-After-Shave

50 g Heublumenabsud
je 50 g Zaubernuss- und Kamillenblütentee
100 g Calendulatinktur
je 10 Tr. Duftöl Sandelholz, Limette, Bergamotte
je 3–5 Tr. Duftöl Zypresse, Patchouli

- Zutaten mischen
- abfüllen, beschriften
- nach der Rasur bzw. Bartpflege auftragen

Haltbarkeit ca. 6 Monate

Calendula-Salbei-Salbe

100 g Calendulablüten
50 g Salbeiblätter
10 g Melissenblättchen
200 g Olivenöl
50 g Bienenwachs
5 Tr. Antiranz

- Pflanzenteile für 5 Minuten im Olivenöl sanft kochen, dabei nur leicht simmern lassen
- Bienenwachs schmelzen (max. 55 °C)
- Antiranz dazugeben
- Öl abseihen
- mit dem Wachs mischen
- alles gut durchrühren
- in Dosen abfüllen, ca. 1 Jahr haltbar

Mein Tipp:
Früher wurde die Creme traditionell mit Schweineschmalz gerührt. Da aber oft undefinierbare Stoffe (zum Beispiel Antibiotika) im Schmalz enthalten sind, sollte die Variante mit Bienenwachs vorgezogen werden.

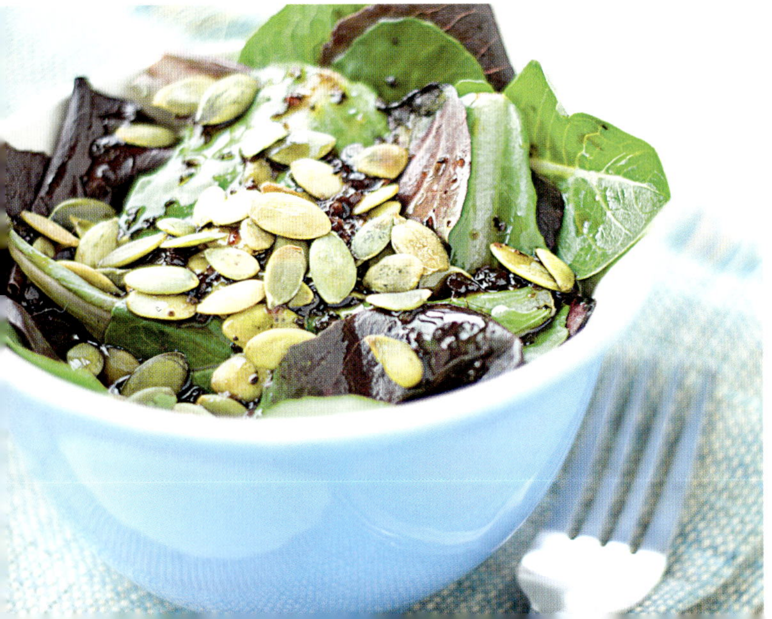

Kürbiskerne sind lecker und verschaffen manch älterem Mann Erleichterung.

Schuppenareale. *Achtung:* Beide Erreger können über Rasierer, Waschlappen oder Handtücher übertragen werden, daher Rasierer täglich mit 70 %igem Alkohol desinfizieren sowie Lappen und Handtücher täglich wechseln (Waschgang stets 90 °C). Dagegen helfen können regelmäßige *Umschläge* mit Zinnkrauttinktur, Meerrettichpaste, *Einreibungen* mit Apfelessig (1:1 Wasser und Essig mischen), *Heublumen-Aftershave* und *Calendula-Salbei-Salbe*.
Hilft alles nichts, muss die Bartflechte antibiotisch behandelt werden – entweder mit einer Salbe oder oral mit Tabletten. Es kann sonst leicht zu einer Superinfektion kommen, bei der beide Übeltäter, Bakterien und Pilze, munter ihr Unwesen treiben!

PROSTATAPROBLEME Man sagt, Prostataprobleme kommen von der Angst zu altern. Also sollten Sie die Probleme bekämpfen und zur Linderung der Beschwerden täglich 10 *Kürbiskerne* kauen, regelmäßig *Möhrenkraut- oder Brennnesseltee* trinken, *Kuhmilch* im Speiseplan durch Kokos- und Sojamilch ersetzen, morgens ein Glas warmen *Hortensienwurzelabsud* oder *Weidenröschentee* trinken. Oder machen Sie eine Kur mit *Hirschzungen-Elexier*.
Mein Tipp: Weitere Indikationen: Blasenschwäche, Bronchitis, chronischer Husten, Asthma, Leberentzündung, Eingeweideleiden, Unterleibsleiden, Schilddrüsen- und Bauchspeicheldrüsenstörungen, Hormonregulationsstörungen, Gallenblasenentzündung.

WUNDE GENITALE Zu viel auf dem Rad gesessen, zu lange gewandert oder Tennis gespielt? Es kann schon mal passieren, warum auch immer – der beste Freund des Mannes ist wund. Oder Sie haben sich einen „Wolf" gelaufen – die Oberschenkel sind an den Innenseiten wund.
Dagegen helfen einfache Dinge wie *eiskalte Umschläge* mit möglichst frischer (nicht erhitzter) Sahne oder *Eiswickel* (am besten Schnee).

POTENZPROBLEME Der beste Freund bleibt schlapp? Er weigert sich schlichtweg? Nun, wenn Ihr Bauchumfang über 106 Zentimeter beträgt, dann sind Sie grundsätzlich schon mal impotenzgefährdet, da hilft nur Abnehmen!

HIRSCHZUNGEN-ELIXIER

6 EL Hirschzungenfarn
5 Pfefferköner
½ Stange Zimmt
1 EL Honig
10 Kürbiskerne
200 ml Wein

- alles zusammen in eine Flasche geben und verschließen
- zwei Monate an einem sonnigen Plätzchen ziehen lassen, dann abseihen
- in einer dunklen Flasche aufbewahren
- 4 Wochen lang vor und nach dem Essen 2 EL davon einnehmen

YOHIMBETEE

3–4 TL Yohimberinde
1 EL Zitronensaft
1 EL gehackte Petersilie

- Rinde und Petersilie mit 1 l kochendem Wasser übergießen
- 10–15 Minuten auskochen
- Tee abseihen
- mit dem Zitronensaft mischen
- warm trinken

YOHIMBE,
die Rinde eines afrikanischen Baumes, verbessert die Durchblutung, wirkt gegen Erektionsstörungen und ist blutdrucksenkend. Bitte auf genaue Dosierung achten (Nebenwirkungen wie Schlaflosigkeit, Kopfschmerzen oder Übelkeit!). *Achtung:* In Kombination mit Koffein verstärkt sich die Wirkung!

Potenztee

1 EL Damianakraut
1 EL grüner Hafer
1 EL Yamswurzel gerieben
1 EL Petersilienwurzel gerieben
1 EL Ginseng
1 Msp. Kardamom
1 EL frisch geriebener Ingwer

- alle Zutaten in eine Schüssel geben und gut mörsern
- mit 2 l kochendem Wasser übergießen
- 20–30 Minuten ziehen lassen
- abgießen
- eventuell mit 2 TL Honig süßen, dreimal täglich heiß trinken

Ansonsten: Sex beginnt zunächst im Kopf, nicht in den Lenden. Ihrer Fantasie kann dieses Buch freilich nicht auf die Sprünge helfen, doch um die Durchblutung aller Körperteile (und damit ein gesteigertes Bedürfnis nach mehr körperlicher Nähe) zu unterstützen, haben vor allem die bekanntlich physisch wie psychisch recht feurig veranlagten Südamerikaner ein ebenso feuriges Mittel entdeckt, das Ihnen garantiert helfen wird. Das Zauberzeugs heißt heißer *Kakao mit Chili und Vanille* (1 Tasse Kakao, 1 Msp. Chilipulver, Hälfte des Inneren einer ausgekratzten Vanilleschote) trinken. Auch die Afrikaner wissen sich zu helfen, sie trinken dafür *Yohimbetee*. Oder bitten Sie Ihre Partnerin um eine *Massage* mit Basilikum-Vanilleöl (100 ml Oliven- oder Mandelöl mit je 20 Tropfen Basilikum- und Vanilleöl).
Die alte *Volksmedizin* weiß auch um einige potenz- und luststeigernde Mittel, zum Beispiel regelmäßig Lobelien-Kapseln einnehmen, Mandeln, Walnüsse, Möhrensamen, Weizenkeime oder Wasserdostwurzel kauen, Möhrenkraut- oder Salbeitee, Ginsengsirup, Selleriesaft, Apfel-Honigmilch (1 Apfel, ½ TL Honig und ¼ l kalte Milch pürieren) oder Potenztee trinken oder Rucolasalat mit Honigdressing essen.
Mein Tipp: Gesunde Zähne sollen speziell beim Manne übrigens eine gute Prophylaxe sein und für ein ausgeglichenes Liebesleben sorgen. Schlechte Zähne beinträchtigen nämlich laut Erfahrungen der Zahnärzte sowohl Libido wie Zeugungsfähigkeit.

Schnarchen Auch wenn Mann es nicht gerne liest, es gibt einfach mehr männliche Schnarcher als weibliche. Sollten Sie davon betroffen sein, lassen Sie zunächst die *Nasenscheidenwand* untersuchen, vielleicht ist sie verkrümmt und damit die Ursache allen Übels. Dann hilft eine klitzekleine OP. Zudem sollten Sie eventuell bestehende *Allergien* abklären und notfalls behandeln lassen. Auch das kann das Schnarchen reduzieren.
Generell hilft es, Milchprodukte und Alkohol zu meiden, Übergewicht abzubauen oder vor dem Schlafengehen einen Becher Tee (200 ml) aus je 1 EL Arnika-, Lindenblüten und Salbeiblättern zu trinken. Wenn Sie sich musikalisch etwas Gutes tun wollen, lernen Sie das Blasinstrument Didgeridoo spielen. *Meersalz-Nasenspray* kann das Schnarchen ebenfalls reduzieren.
Alles, was die *Rückenlage* (welche das Schnarchen unterstützt) vermindert, ist ebenfalls hilfreich: Beim Schlafen ein Kissen zwischen die Knie klemmen, in die Nachtwäsche im Rückenbereich einen kleinen Ball einnähen, Kinnbinde (wie in alten Kinderbüchern zu sehen, wenn jemand von Zahnschmerzen geplagt wurde) tragen.

Für Paare

Ein Kapitelchen für Paare – das heißt für die Liebe und die Lust. Das tägliche Allerlei drängt beides allerdings oft in den Hintergrund. Ist aber die Basis generell in Ordnung, fehlt meist nur ein kleiner Anschubser …

Beruf, Familie, Anforderungen und Ansprüche verhindern im Alltag häufig Nähe zum Partner und lassen unser Liebesleben gleichzeitig manchmal ein wenig müde aussehen. Wenn Sie Abhilfe schaffen wollen und die Glut in Ihrer Partnerschaft neu entfachen möchten, versuchen Sie doch mal, Ihre/n Liebste/n einfach etwas *abzulenken*, das Kopfkino anzukurbeln und mit einem *Liebessüppchen*, einem *Liebessalat*, einer *Liebesöl-Massage* oder einem gemeinsamen *Liebesöl-Bad* zu verwöhnen.

Generell sollten die nachstehenden Zutaten Liebeslust fördern. Also heißt es: *gemeinsam an die Töpfe*!
Aal, Ananas, Anis, Aprikosen, Artischocken, Austern, Avocado, Banane, Basilikum, Champagner, Chili, Damianakraut, Dill, Eier, Eisenkraut, Erdbeeren, Estragon, Feigen, Fenchel, Ginseng, Granatapfel, Honig, Hummer, Ingwer, Kaffee, Kardamom, Kaviar, Knoblauch, Koriander, Kresse, Lachs, Liebstöckel, Mandeln, Mango, Meerrettich, Minze, Mohn, Muscheln, Muskat, Nelke, Oregano, Petersilie, Pfeffer, Pfirsich, Pilze, Piment, Quitten, Rosmarin, Safran, Schokolade, Sellerie, Senf, Shrimps, Spargel, Tatar, Tomaten, Trüffel, Vanille, Wein, Wermut, Wild, Zimt, Zwiebel.
Mein Tipp: Haben Sie Kinder? Investieren Sie in einen verlässlichen *Babysitter* und nehmen Sie sich Zeit für Sie beide. Alle paar Wochen abends mal alleine etwas zu unternehmen und sich keine Gedanken über die Kinder machen zu müssen ist ein tolles Gefühl. Von Zeit zu Zeit ein kinderfreies Wochenende schafft Raum für die Liebe. Ihre Beziehung wird es Ihnen danken!

Damiana,
eine in Amerika beheimatete Pflanze, wirkt potenzsteigernd, krampflösend, stärkend, lindert nervöse Anspannung, Niedergeschlagenheit und leichte Formen von Depressionen.

Liebesöl

je 2 g ätherisches Öl von Minze, Salbei, Oregano, Rosmarin, Kamille
je 4 g Zimt und Orangenblüten
je 6 g Nelke, Muskat
1 Tasse Milch oder Schlagsahne

- Öle mit Milch oder Schlagsahne mischen
- direkt auf die Haut geben oder alles gut im Wasser verteilen

Liebessüppchen

500 g Spargel
100 g Macawurzel
1 EL Butterschmalz
1 EL Mehl
4 EL Sahne
Salz, Pfeffer, ganz wenig Rosmarinpulver, Cayennepfeffer, Honig und etwas Zucker

- Wurzel und Spargel geputzt und in 1–2 cm lange Stücke geschnitten im Schmalz andünsten
- Mehl dazugeben, kurz anschwitzen
- Wasser zugießen so das die Spargelstücke gut 1 Fingerbreit bedeckt sind
- 20 Minuten kochen lassen
- Sahne unterrühren
- mit Gewürzen abschmecken

Liebessalat

½ frische Ananas, klein geschnitten
1 Granatapfel mit den Kernen
1 Banane, klein geschnitten
je 100 g Spargel-, Artischocken- und Selleriestückchen gekocht
Mark einer Vanilleschote

- alles mischen
- schön auf Tellern anrichten

Mein Tipp:
Dazu frisches Vollkornbrot mit Ingwerbutter* und für die Dame ein Gläschen Chablis, für den Herrn eines mit kräftigem Rotwein.
*Ingwerbutter: In 1 EL Olivenöl je 1 EL klein gehackte Zwiebeln, frischen Ingwer und 1 zerquetschte Knoblauchzehe andünsten und abkühlen lassen, 1 TL Tomatenmark dazugeben. Je 2 Msp. Schabzigerklee und Cayennepfeffer, je 1 Msp. Curry und Koriander und 1 TL Meersalz einrühren, alles mit 250 g weicher Butter mischen.

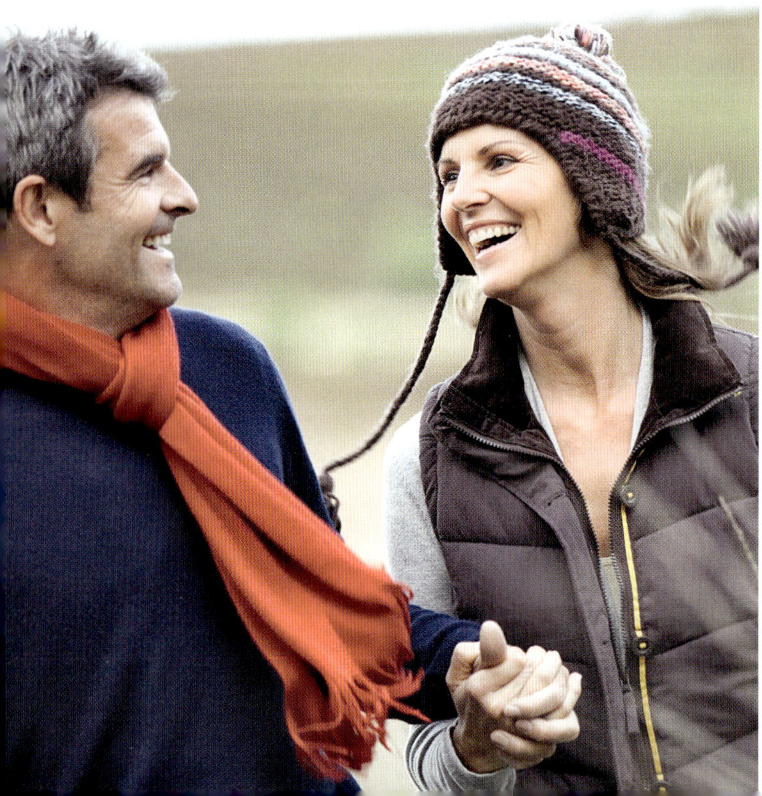

Für die Partnerschaft sollte man sich möglichst oft Zeit nehmen.

Minikurs Naturheilkunde

> **Grundsatz der Bachblüten-Therapie**
> „Behandle die Persönlichkeit und nicht die Krankheit."

Bachblüten-Therapie Von dem Engländer und Mediziner Dr. Edward Bach um 1930 entwickelt, basiert die Idee darauf, dass die gebundene Energie von Blüten körperliche Krankheiten, die ursächlich auf eine seelischen Gleichgewichtsstörung zurückzuführen sind, eine Heilung bewirken können. Die Blüten werden zur höchsten Blütezeit an bestimmten Plätzen gesammelt, in Quellwasser gelegt und in die Sonne gestellt. Dadurch überträgt sich laut Bach die Energie der Blüten auf das Wasser. Das Wasser wird später mit Alkohol haltbar gemacht und kann dann, meistens verdünnt, eingesetzt werden. Bach beschreibt 38 disharmonische Seelenzustände der menschlichen Natur. Diesen Gemützuständen ordnet er 38 Blüten und Pflanzenteile zu: Agrimony (Odermennig), Aspen (Espe oder Zitterpappel), Beech (Buche),Centaury (Tausendgüldenkraut), Cerato (Bleiwurz), Cherry-Plum (Kirschpflaume), Chestnut Bud (Knospe der Rosskastanie), Chicory (Wegwarte), Clematis (Weiße Waldrebe), Crab Apple (Holzapfel), Elm (Ulme), Gentian (Herbstenzian), Gorse (Stechginster), Heather (Heidekraut), Holly (Stechpalme), Honeysuckle (Geissblatt), Hornbeam (Hainbuche), Impatiens (Springkraut), Larch (Lärche), Mimulus (Gauklerblume), Mustard (Ackersenf), Oak (Eiche), Olive (Olive), Pine (Kiefer), Red Chestnut (Rote Kastanie), Rock Rose (Sonnenröschen), Rock Water (Quellwasser), Sclerantus (Einjähriger Knäuel), Star of Bethlehem (Milchstern), Sweet Chesnut (Esskastanie), Vervain (Eisenkraut), Vine (Weinrebe), Walnut (Walnuss), Water Violet (Sumpfwasserfeder), White Chestnut (Rosskastanie), Wild Oat (Waldtrespe), Wild Rose (Heckenrose), Willow (Gelbe Weide).
Diese wiederum werden in sieben Gruppen aufgeteilt:
1. Angst und Ängstlichkeit: Aspen, Cherry Plum, Mimulus, Red Chesternut, Rock Rose
2. Unsicherheit: Cerato, Gentian, Gorse, Hornbeam, Scleranthus, Wild Oat
3. Mangelndes Interesse: Chestnut Bud, Clematis, Honeysuckle, Mustard, Olive, White Chestnut, Wild Rose
4. Einsamkeit und Alleinsein: Heather, Impatiens, Water Violet
5. Empfindlichkeiten durch äußere Reize: Agrimony, Centaury, Holly, Walnut
6. Mutlosigkeit, Kummer und Verzweiflung: Crab Apple, Elm, Larch, Oak, Pine, Star of Bethlehem, Sweet Chestnut, Willow
7. Übermäßige Autorität, Zuwendung, Fürsorge und Besorgnis: Beech, Chicory, Rock Water, Vervain, Vine.

Schüssler:
„Gesundheit ist das quantitative Gleichgewicht der einzelnen Mineralsalze, Krankheit entsteht erst durch das Ungleichgewicht dieser Mineralsalze."

Schüssler-Salze Die Schüßler-Salz-Therapie geht auf den Arzt Wilhelm Heinrich Schüßler zurück und basiert auf der Annahme, dass Krankheiten durch Störungen des Mineralhaushalts der Körperzellen entstehen, jedoch durch geringe, genauer gesagt, homöopathische Gaben von Mineralien geheilt werden können. Das Verfahren begründet sich jedoch nicht auf dem Prinzip der Homöopathie „Ähnliches kann durch Ähnliches geheilt werden", sondern auf physiologisch-chemische Vorgänge im menschlichen Organismus, die durch die Salze positiv beeinflusst werden sollen. Man spricht von Funktions- und Ergänzungssalzen. Die Funktionssalze, die in einer natürlichen Hausapotheke ein Plätzchen haben sollten, sind:

- Calcium fluoratum D12 (Calciumfluorid): Hautproblemen, Warzen
- Calcium phosphoricum D6 (Calciumphosphat): entkrampfend, für Wundheilung, Knochenschwund
- Ferrum phosphoricum D12 (Eisenphosphat): Immunabwehr
- Kalium chloratum D6 (Kaliumchlorid): Entzündungen der Blase und Harnwege, und im Nasen-, Hals- und Rachenraum
- Kalium phosphoricum D6 (Kaliumphosphat): bei Nervosität, stressbedingten Verdauungs- und Atmungsproblemen
- Kalium sulfuricum D6 (Kaliumsulfat): für Hauterkrankungen, hilft beim Abheilen von Wunden und bei chronischen Entzündungen
- Magnesium phosphoricum D6 (Magnesiumhydrogenphosphat): bei Krämpfen und Schmerzen
- Natrium chloratum D6 (Natriumchlorid – Kochsalz): Gelenkschmerzen und -entzündungen
- Natrium phosphoricum D6 (Natriumphosphat): Verdauungsstörungen, zu fettes Essen
- Natrium sulfuricum D6 (Natriumsulfat): bei Durchfall und Hautausschlag
- Silicea D12 (Kieselsäure): bei Knochen-, Sehnen und Knorpelproblemen, Falten
- Calcium sulfuricum D6 (Calciumsulfat). Gelenkproblemen und Gallenschmerzen

Hahnemann:
„Das Heilvermögen der homöopathischen Arzneien beruht auf ihren der Krankheit ähnlichen und dieselbe an Kraft überwiegenden Symptomen."

Homöopathie Manche sagen, alles Humbug, andere schwören darauf, dritte sagen, schadet jedenfalls nix. Egal wie man dazu steht, die Lehre der Homöopathie ist allemal sehr interessant und eigentlich auch ganz einfach – und doch wieder hoch kompliziert. Kurz gesagt, meint der Begründer Samuel Hahnemann, dass man grundsätzlich nicht die Symptome als solche behandeln soll, sondern den Grund dafür.

Bei Kopfschmerzen zum Beispiel greift die Allopathie (Schulmedizin) einfach zu Schmerzmitteln, die Homöopathie jedoch versucht, den Grund für den Schmerz herauszufinden und dann mit

vergleichbaren, genau diese Symptome verursachenden Stoffen zu heilen. Der Leitzsatz dieser Therapieform lautet daher: „Ähnliches soll durch Ähnliches geheilt werden" (similia similibus curentur). Homöopathische Arzneimittel werden stets als sogenannte Potenzen wie beispielsweise D4, C30 und Ähnliches verwendet, in Form von Tropfen, Tabletten oder Globuli – das sind winzigkleine weiße Kügelchen. Für eine Akutbehandlung verabreicht man 5 Globuli, 5 Tr. oder eine halbe Tablette am besten in warmem Wasser gelöst, alle 15–20 Minuten für maximal etwa 2 Stunden. Spätestens dann sollte eine Linderung oder eine sogenannte Erstverschlimmerung eingetreten sein und man kann das Mittel absetzen. Wenn nicht, wurde nicht das Passende eingesetzt. Bei Unsicherheiten wenden Sie sich bitte an Ihren Naturheilpraktiker.
In der kleinen homöopathischen Hausapotheke sollten meines Erachtens einige Mittel nicht fehlen:

- Aconitum D12: bei beginnender Erkältung mit Schüttelfrost
- Apis mellificus D6: bei Insektenstichen
- Arnika D6: für starke Schmerzen, jede Art von Verletzungen
- Belladonna D6: bei plötzlich eintretendem hohen Fieber oder Blutungen
- Cantharis D6: für Verbrennungen, Blasenentzündungen, alle brennende Schmerzzustände
- Chamomilla D6: fürs Zahnen, bei Blähungen, Koliken, Husten
- Dorsera D6: Keuchhustenmittel
- Ipecacuhana D30: bei Husten, Erbrechen
- Lachesis C30: bei Furunkel, Hitzewallungen
- Nux vomica D30: bei Stress, Kater, Übelkeit
- Thuja D6: Warzenmittel
- Veratrum album: D6 bei Kreislaufschwäche, Hitzestau

TCM Zur traditionellen chinesischen Medizin, kurz TCM, die sich in China seit mehr als 2000 Jahren entwickelt hat, zählen die „fünf Säulen": Arzneitherapie, Akupunktur, Moxibustion (Erwärmung von Akupunkturpunkten), Massagetechniken mit speziellen Bewegungsübungen sowie besondere Diätetik. Die TCM gilt als alternativmedizinisches Verfahren, welches von der Weltgesundheitsorganisation (WHO) als vollwertige medizinische Disziplin anerkannt wird. Sie empfielt bei folgenden Indikationen (Krankheiten) die Anwendung der TCM: Allergien, Asthma, Bluthochdruck, Darmerkrankungen, Erkältungen, Gelenkserkrankungen, Übergewicht, Gürtelrose, Harnwegsinfekte, Hauterkrankungen, Kinderwunsch, Kopfschmerzen, Magenleiden, Nervosität, Ohrenleiden, Potenzstörungen, Regelbeschwerden, Rückenschmerzen, Schlafstörungen oder Wechseljahresbeschwerden. Eine vollständige Liste finden Sie im Internet.

TCM in Kürze

Nach chinesischer Krankheitslehre kommen die inneren Störungen im Äußeren zum Vorschein.
Die Grundlagen der TCM-Diagnose bilden vor allem die Puls- und Zungendiagnose und die Untersuchung der Beschaffung der Körperaußenseiten, der Ausscheidungen sowie des Geruchs.

Quellen und Adressen

Literatur

Anthea: Das Buch der Kräuterhexen, Moewig o.A.

Bankhofer, Hademar: Der kleine Bankhofer, Südwest Verlag 2007

Bankhofer, Hademar: Schiffs- und Seemans-Heilkunde, Koehler 1987

Bühring, Ursel: Mit Ursel Bühring durch das Heilpflanzenjahr, Verlag Eugen Ulmer 2010

Grüning, Susanne: Das alte Wissen der Kräuterfrauen, Piper 2008

Harding, Jennie, Wiebke Krabbe und Inga-Brita Thiele: Kräuterbibel, Parragon 2009

Lockie, Andrew, Nicola Geddes: Homöopathie. Das große Hausbuch der Heilverfahren bei häufig vorkommenden Erkrankungen, Bechtermünz Verlag 1995

Losch, Friedrich: Kräuterbuch, Bechtermünz Verlag 1997

Mayer, Johannes G., Bernhard Uehleke und Pater Kilian Saum: Handbuch der Klosterheilkunde, Zabert Sandmann 2002

Richberg, Inga-Maria: Chronische Krankheiten natürlich heilen, Fid 2008

Schlifni, Ignaz: Schlag nach über Heilpflanzen, Ennstahler 2006

Schönfelder, Ingrid und Peter: Der Kosmos- Heilpflanzenführer, Kosmos 2010

Sieck, Annerose und Jörg Rüdiger: Heilerinnen im Mittelalter, Tosa 2008

Smith, Nancy Arrow: Das Buch der Heilkräuter, Ullstein 2009

Stadelmann, Ingeborg: Die Hebammensprechstunde, Stadelmann 2005

Stammel, Heinz-Josef: Die Apotheke Manitous, Rowohlt 2000

Stellmann, Michael: Kinderkrankheiten natürlich behandeln, GU 2009

Zittlau, Jörg: Jetzt helfe ich mir selbst: Die besten Hausmittel für alle Fälle, Südwest Verlag 2009

o.A.: Großmutters Hausapotheke, Garant 2009

o.A.: Hustensaft und Wadenwickel. 999 tolle Ideen zum Vorbeugen und Heilen mit Hausmitteln, Naumann und Goebel 1999

Dank

Ich danke allen Helfern und Helferinnen, die mich bei diesem Band durch Zuschriften, Mails, Bücherausleihen, ihrem Wissen und Können unterstützt haben, ganz besonders aber meinen Töchtern Amelie fürs Korrekturlesen und Marlene für ihr Hebammenwissen sowie einem besonderen Arzt, meinem Mann Wolfgang, für alle medizinischen Anmerkungen.
Ich danke für alle Geduld, die kritischen Hinweise, alle wichtigen Ratschläge und jegliche Antworten.
Ich danke zudem meiner Lektorin und dem Verlag Eugen Ulmer, die es ermöglichten, mein Wissen vielen Lesern zugänglich zu machen.

Fragen Sie Ihren Arzt oder Apotheker

Machen Sie sich im Zweifel auf ablehnende Kommentare gefasst, falls Sie das Thema „natürlich heilen“ zur Sprache bringen. Apotheker achten auf kleine Bestellmengen. Wenn er sich partout weigert, kleinere Mengen abzugeben, bieten sich alternativ Kräuterläden an. Die gibt es vielleicht nicht direkt vor Ihrer Haustür, aber in der nächst größeren Stadt! Oder versuchen Sie übers Internet zu beziehen, was Sie benötigen!

Bezugsquellen

Nicht immer finden Sie alle Infos und Zutaten bzw. genau das, was Sie haben möchten, im Laden oder in der Apotheke um die Ecke. Das Internet bietet jedoch die Möglichkeit, was das Herz begehrt zu bestellen. Unzählige Anbieter von Infoseiten, Zubehör und Zutaten, Heilkräutern- und Pflanzen präsentieren sich auf ihren Homepages direkt oder auch über ebay. Nachstehend finden Sie daher hier einige interessante Links.

Hier gibt es Exotisches wie Maishaartee und die selteneren Gewächse wie Diptamwurzel im Angebot:

www.heilkraft-der-natur.de
www.naturix24.de

Hier finden Sie ebenfalls, was Sie vielleicht suchen, wie zum Beispiel Heilpflanzen, Kräuter oder Samen für den Garten:

www.kraeuter-und-duftpflanzen.de
shop.mein-schoener-garten.de/Produkte/Pflanzen/Kraeuter
www.kraeuterei.de

Hier gibt es ein vielfältiges Angebot von Teesorten, teilweise ist eine grammgenaue Bestellung möglich:

www.teemixer.de
www.meinwunschtee.de
www.myteamix.de

Eine gute Auswahl an natürlichen Zutaten aller Art und/oder Zubehör finden Sie hier:

www.kraeuter-kuehne.de
www.natur-kraeuter.de/kraeuter-m.htg
www.naturparadies-leipzig.de
www.spinnrad.de
www.natuerlich-heilen.at
www.hortus-med.de/Homöopathie/Mensch/Startseite
www.lavita.de

Und zum Schluss:

Rezept für den Alltag vom Gasthof zum Löwen in Bleibach/Schwarzwald
3 l Frohsinn, 3 dicke Scheiben Fleiß, 1 Schuss Mut (möglichst frisch), 4 TL Bescheidenheit, 500 g Vertrauen, 300 g Ruhe und Entspannung, 2 gehäufte EL Geduld, 1 Prise Takt und etwas Überlegung. Man füge noch 1 EL Schwungkraft hinzu und eine starke Dosis Nachsicht. Nun übergieße man das Ganze mit aufrichtiger Herzlichkeit und rühre kräftig um. Alles mit einem Sträußchen Aufmerksamkeit garniert und mit Heiterkeit verziert genießen.

Bildquellen

Die Fotos auf dem Umschlag und im Innenteil stammen von Heike Schmidt-Röger mit Ausnahme der folgenden:

Christian Jung - Fotolia.com: Titelbild, 107
Hecker, Frank: 88
iStockphoto/Dimitry Naumov: vordere Umschlagklappe außen (94)
iStockphoto/Kevin Dyer: 99
iStockphoto/kryczka: 92/93
iStockphoto/Marcus Lindström: 116
iStockphoto/narcisa: 125
iStockphoto/Nicole Aletta Planken-Kooij: 74/75
Istockphoto/Pavel Sazonow: 84
iStockphoto/Pawel Aniszewski: 24/25, 143
iStockphoto/rtyrell: 132
mauritius images / artpartner: 129
mauritius images / Food and Drink: 35
mauritius images / GAP: 119
mauritius images / Garden Picture Library: 82, 100
mauritius images / Urbanlip: 136
Michael Hieber - Fotolia: 128
Ruder, Michael: 36
Springob, Friedrich: 97
Steven Jamroofer - Fotolia.com: 104
Vittorio Stasi - Fotolia.com: 22
zoonar/Himmelhuber: 64
zoonar/Lothar Hinz: 30

Schnell nachgeschlagen

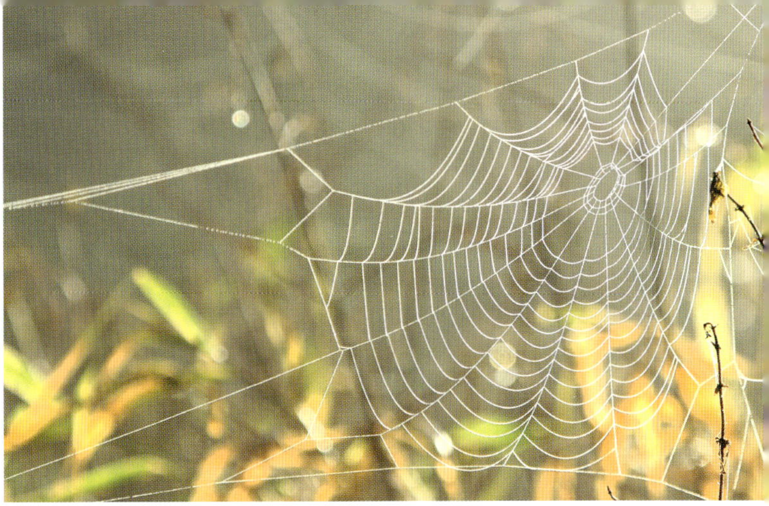

Zur Autorin

Cosima Bellersen Quirini aus Celle beschäftigt sich seit über 30 Jahren mit natürlichen Heilmethoden. Mit dem Wissen über Hausmittel aller Art versorgt sie ihre große Patchworkfamilie erfolgreich.

Bibliografische Information der Deutschen Nationalbibliothek
Die Deutsche Nationalbibliothek verzeichnet diese Publikation in der Deutschen Nationalbibliografie; detaillierte bibliografische Daten sind im Internet über http://dnb.d-nb.de abrufbar.

Wollgrasweg 41, 70599 Stuttgart (Hohenheim)
E-Mail: info@ulmer.de
Internet: www.ulmer.de
Umschlagentwurf: red.sign, Anette Vogt, Stuttgart
Innenlayout: Claudia Eder, Augsburg
DTP: red.sign, Susanne Junker, Stuttgart
Lektorat: Gabi Franz, Christine Schneider
Herstellung: Silke Reuter
Reproduktion: timeRay visualisierungen, Herrenberg
Druck und Bindung: Westermann Druck, Zwickau
Printed in Germany

ISBN 978-3-8001-7596-3